DE LA SURDITÉ CHEZ L'ENFANT ET L'ADULTE

AU POINT DE VUE MÉDICAL, PÉDAGOGIQUE, LÉGAL, TUTÉLAIRE

PAR

Le Dr L. COÜETOUX
DE NANTES

M. THOMAS
AVOCAT A LA COUR D'APPEL DE NANTES

ET

L. GOGUILLOT
PROFESSEUR A L'INSTITUTION NATIONALE DES SOURDS-MUETS DE PARIS

PARIS
GEORGES CARRÉ, ÉDITEUR
58, RUE ST-ANDRÉ-DES-ARTS, 58

1890

DE

LA SURDITÉ

CHEZ L'ENFANT & L'ADULTE

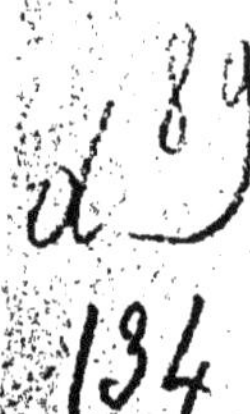

TOURS, IMPRIMERIE DESLIS FRÈRES, RUE GAMBETTA, 6.

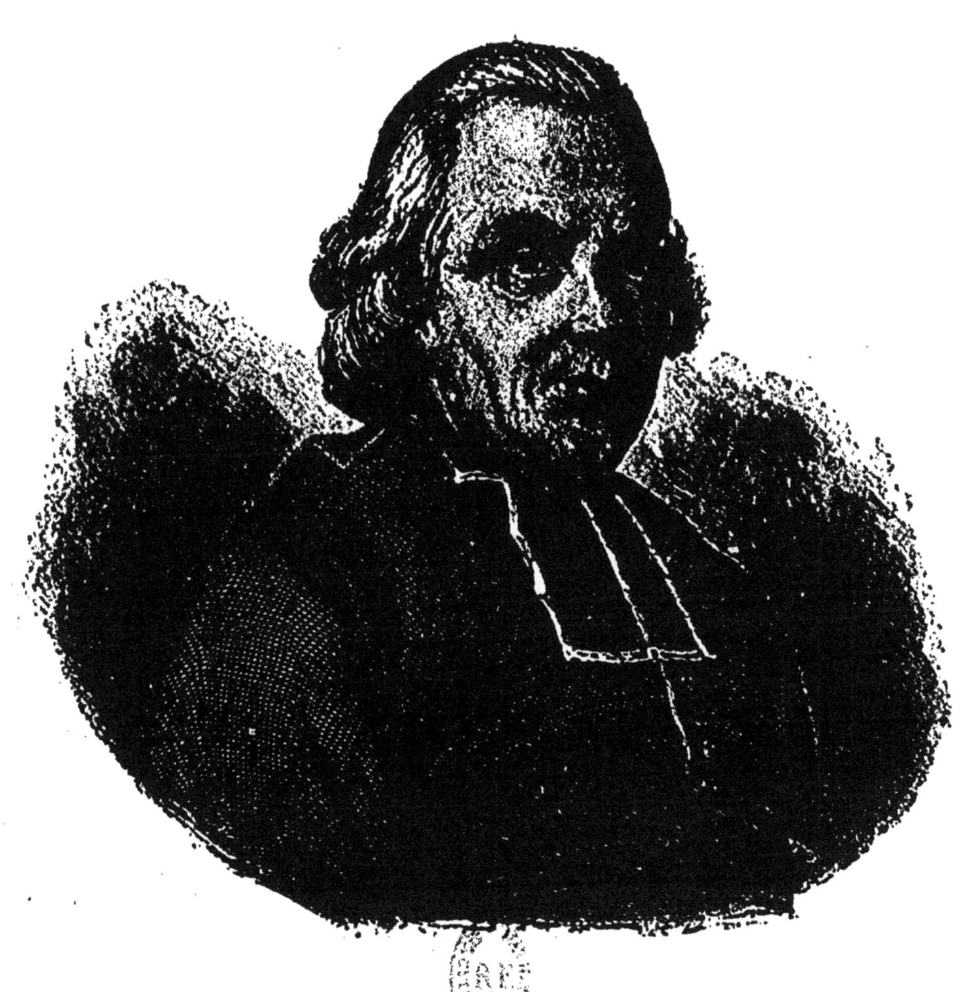

L'Abbé de l'Épée

(1712-1789)

DE

LA SURDITÉ

CHEZ

L'ENFANT ET L'ADULTE

AU POINT DE VUE MÉDICAL, PÉDAGOGIQUE, LÉGAL, TUTÉLAIRE

PAR

Le Dr L. COÜETOUX
DE NANTES

M. THOMAS
AVOCAT A LA COUR D'APPEL DE NANTES

ET

L. GOGUILLOT
PROFESSEUR A L'INSTITUTION NATIONALE DES SOURDS-MUETS DE PARIS

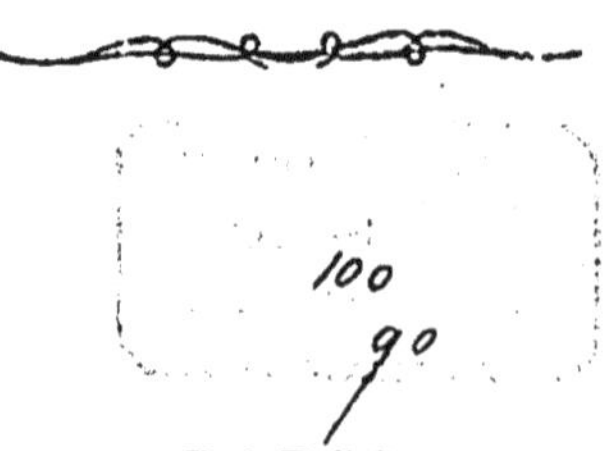

PARIS
GEORGES CARRÉ, ÉDITEUR
58, RUE ST-ANDRÉ-DES-ARTS, 58

1890

DE LA SURDITÉ CHEZ L'ENFANT & L'ADULTE

Au point de vue pédagogique, médical, légal et tutélaire

INTRODUCTION

Confusum est quidquid usque in pulverem sectum est (Sénèque, 89).
Tout ce qui est divisé jusqu'à n'être que poussière devient diffus.

La pratique de l'art médical nous a mis en présence de ces cas malheureux de cécité irrémédiable, de surdité incurable, de perte d'un membre nécessaire à la marche ou aux actes élémentaires de la conservation individuelle.

Nous avons eu recours aux ouvrages classiques, où nous avons trouvé, au chapitre prothèse ou orthopédie, des notions consacrées aux instruments destinés à cacher la perte de l'organe visuel, à faciliter l'audition presque abolie, à remplacer la jambe ou le bras absents.

Nous n'avons rien trouvé dans les ouvrages médicaux ordinairement entre les mains du praticien qui pût nous guider dans l'éducation de l'enfant aveugle ou sourd, rien qui pût même nous indiquer les ressources offertes à l'adulte privé de l'ouïe ou de la vue pour abaisser la barrière qui le sépare des autres hommes.

Ce qui nous manquait comme médecin fait aussi défaut au père frappé dans ses enfants atteints de surdité ou de cécité, au magistrat désigné pour juger de la légalité des actes de ces infirmes, aux sociétés de bienfaisance ayant charge de leur procurer l'instruction et souvent, hélas! l'asile qui doit les soustraire à la faim.

Toutes ces questions ont été traitées; mais elles n'ont

point été réunies. Nous avons voulu éviter aux intéressés ce travail que nous avons été amené à faire et qui pour nous est devenu plein d'intérêt.

Les efforts des congrès de professeurs d'aveugles et de sourds-muets n'ont pas été infructueux. Des livres admirables, pour en citer un, le traité de Dufau sur les aveugles par exemple, qui date déjà de 1850, des journaux mensuels s'occupent de ces questions (*Valentin Haüy* et *Louis Braille* de M. de la Sizeranne. Paris); — *Revue internationale de l'enseignement des sourds-muets*) institut de la rue St-Jacques à Paris; — *Surdophone*, publié à Vesoul par M. Mettenet). J'ajoute qu'elles sont traitées avec compétence dans les Annales périodiques que publient les médecins auristes, tandis que jusqu'ici les journaux d'oculistique ont cru devoir laisser ce soin aux professeurs d'aveugles.

Peut-être faut-il voir dans cette abstention des ophthalmologistes de la pédagogie typhologique la cause de ce que nous ne craignons pas d'appeler une absence de méthode regrettable. Tel en effet nous paraît devoir être qualifié le fait d'avoir laissé uniquement aux professeurs d'aveugles la direction des jeunes infirmes en ce qui concerne la vulgarisation de cet enseignement. Aussi les jeunes aveugles viennent-ils à l'école bien souvent trop tard pour recevoir une instruction devenue presque impossible, et ces retards irréparables tiennent à ce que le médecin qui a constaté l'incurabilité du mal n'a pas fait connaître la direction pédagogique qui s'imposait.

A cette regrettable abstention ne laissent pas de participer les traités otologiques, à l'exception de l'excellent petit traité de Troeltsch sur les affections auriculaires de l'enfance. On ne peut en effet qualifier même d'élémentaires les notions qui s'égarent dans le cours de quelques ouvrages classiques, tels que ceux d'Urbantschich (traduit et annoté par M. Calmettes) qui n'y consacre que quelques lignes; de Toynbée où pourtant des aperçus utiles sont donnés sur l'usage et les contre-indications du cornet auto-acoustique; du grand traité de Politzer enfin, monument sur lequel cette absence fait tache.

Peut-être n'a-t-on pas assez remarqué combien les notions sur lesquelles nous allons nous étendre reviennent de fait aux traités d'oculistique et d'otologie, et devraient y trouver place. Et en effet, comme nous le disions tout à l'heure, le traité de chirurgie générale, après avoir indiqué le mode de contention d'une fracture, les soins qu'elle réclame, etc., donne les moyens de réparer autant que possible les lésions consécutives, si le traitement a été impuissant à les prévenir. Dans ce dernier cas, on s'appuie sur les organes voisins pour remplacer la partie lésée ou même détruite, et les muscles qui faisaient mouvoir la jambe maintenant absente feront mouvoir l'organe artificiel mis en son lieu et place; telle est la prothèse.

Or si on remplace l'œil ou l'oreille au point de vue esthéthique, on ne remplace ni la vue ni l'ouïe. Mais une ressource subsiste qui est pour l'oculiste, l'auriste, ce qu'est au chirurgien la prothèse; cette ressource consiste à charger un autre sens de suppléer à l'absent. Ceci est de la suppléance, ce n'est plus du remplacement.

Pour éviter les périphrases, faciliter les recherches par un mot approprié, désigner dans un traité didactique, dans un dictionnaire, l'ensemble des notions que nous avons cherché à réunir, nous avons adopté, sur les indications d'un helléniste distingué, M. le professeur Coubronne, le mot paralepse (παρα à côté, ληψις leçon, étude). Ce terme, qui s'applique à l'ensemble de la question des aveugles et des sourds, permettra d'établir une comparaison entre les résultats obtenus de part et d'autre, entre les méthodes appliquées à l'éducation.

Ainsi qu'il ressort de ces considérations, si le vœu du congrès international de 1878, en faveur d'une chaire de surdi-mutité ou au moins de quelques leçons consacrées à ce sujet se réalisait, cette tâche incomberait au professeur chargé du cours des maladies d'oreilles, et, à son défaut, car en France les affections de l'oreille ne sont pas enseignées officiellement par un professeur spécial, au professeur de prothèse.

Remarquons encore que l'on dit prothèse de l'œil, de l'oreille, de la jambe, pour désigner ce qui sert à remplacer l'œil, l'oreille, la jambe (œil de verre, oreille de caoutchouc, jambe de bois), tandis qu'il faudrait dire paralepse de la surdité, de la cécité, car ici c'est au sens et non à l'organe qu'il faut trouver non un remplacement mais une suppléance.

La paralepse comprendra l'ensemble des moyens médicaux, pédagogiques et mécaniques destinés à rendre à la vie intellectuelle et sociale les individus privés de l'ouïe, de la parole, de la vue, la jurisprudence les concernant, la protection que leur accordent l'État, les institutions privées, ou que leur procure l'association mutuelle.

Les moyens mécaniques ayant rapport à la partie médicale ou pédagogique, on voit qu'il faudra diviser la paralepse en médicale, pédagogique, légale, tutélaire.

Elle laissera à la statistique, à la médecine légale, à l'anatomie pathologique les notions purement scientifiques, se réservant ce qui peut avoir un intérêt direct pour les infirmes. Laissant au professeur l'étude de la pédagogie, elle se contentera de glaner, dans les congrès et les revues spéciales, l'ensemble des renseignements nécessaires à la direction, à la protection de l'infirme ; elle tiendra au courant des améliorations apportées à son sort par le progrès et l'humanité.

L'étude de la paralepse de la surdité et de la cécité nous fera constater que le but de la suppléance est d'amener l'infirme à employer un sens différent du sens normal, comme moyen d'expression et de réception (la vue des lèvres chez le sourd le guide pour comprendre et apprendre à parler, le toucher remplace l'œil chez l'aveugle), et d'arriver ainsi à ne faire employer à l'entendant voyant que ses moyens ordinaires. Or, nous constaterons que, depuis l'adoption de l'articulation chez le sourd-muet, la paralepse est bien plus avancée chez ce dernier que chez l'aveugle, qui nous oblige à l'étude d'une écriture particulière en relief. Les tentatives dont nous sommes témoins aujourd'hui pour remplacer l'écriture en points par les caractères ordinaires en relief prouvent combien cette infériorité est vivement sentie.

La *Revue américaine*, citée par la *Revue internationale* (1) rejette le mot paralepse parce que λῆψις ne signifierait pas « moyen d'instruction ». Nous répondrons que leçon en vient, et il nous paraît que la leçon est un moyen d'instruction. Le composé que nous avons adopté indique une leçon avec éléments d'instruction pris à côté (παρα, à côté), leçon à côté, latérale, parallèle. De là à suppléance il nous semble qu'il n'y a pas loin et que même, dans le cas actuel, les deux sens se confondent.

Nous conserverons ce terme parce qu'il nous semble commode et que les critiques ne nous en indiquent pas un autre, mais sans nous dissimuler qu'il semble s'appliquer moins directement à la question légale et tutélaire qu'à l'instruction spéciale. Il nous semble nécessaire pour le médecin de posséder un résumé des connaissances qui concernent l'aveugle et le sourd-muet; le mot sous lequel on désignera cet ensemble nous importe peu. Sous le nom de médecine légale, la bibliothèque du médecin contient un traité s'occupant des expertises, de l'examen chimique des poisons, de la déontologie, des honoraires, etc. Quel rapport entre toutes ces questions? Un seul, c'est que le médecin doit les connaître lorsqu'il se présentera devant le tribunal. De même pour la paralepse, lorsqu'il aura à conseiller des infirmes ou leurs parents : il est donc naturel de réunir sous ce nom des connaissances dont le lien est leur utilité commune en des circonstances qui se présentent bien souvent.

Nous savons que notre tâche est difficile ; aussi appelons nous de tous nos vœux les avis et les critiques bienveillantes pour une œuvre qui aspire à être méthodique et que nous comptons reprendre plus tard pour la rendre moins imparfaite. Nous voyons l'infirme de près et non de haut, et nous cherchons à lui être utile, nous guidant sur les difficultés que nous éprouvons nous-même dans la direction de quelques enfants dont ont bien voulu se charger des instituteurs zélés, auxquels nous avons servi d'auxiliaire.

(1) *Revue internationale de l'Enseignement des sourds-muets*, mai 1888.

La division de ce travail est déduite des considérations précédentes ; il ne sera question que de notre pays.

Après quelques notions générales consacrées aux questions communes aux diverses catégories d'infirmes, nous nous occuperons de la surdité chez l'enfant, chez l'adulte, puis de la cécité, puis de la surdi-cécité et surdi-muti-cécité.

Nous tiendrons à nous arrêter un moment sur ces dernières classes d'infortunés, ne serait-ce que pour indiquer l'intérêt psychologique que présente leur développement intellectuel par l'instruction, et signaler le dévouement des hommes qui se sont consacrés au soulagement de telles misères.

Nous avons largement puisé dans les comptes rendus des congrès de professeurs, source de documents pleins d'intérêts. Puisse notre travail être un reflet non trop infidèle des débats de ces assemblées, tenant ainsi le lecteur au courant de ce qui se fait et se peut faire. Les académies, les sociétés savantes ont des journaux périodiques pour tenir au courant de leurs travaux. Nous regarderions nos efforts comme couronnés de succès si cette petite publication pouvait remplir vis-à-vis des congrès antérieurs, et autant qu'il en est temps encore, le rôle de ces revues à l'égard des sociétés savantes.

NOTIONS GÉNÉRALES

Avant de traiter séparément de la paralepse de la surdité, puis de la cécité, avant de donner les notions générales utiles au développement de l'éducation du sourd-muet, puis de l'aveugle, encore faut-il s'entendre sur l'utilité de séparer ces enfants des entendants voyants, de séparer les aveugles des sourds.

Nous reviendrons sur l'opportunité d'envoyer de bonne heure l'enfant privé de l'ouïe et surtout de la vue à l'école des enfants ordinaires. Nous voulons seulement ici parler de la séparation des deux sortes d'infirmes.

Cette question a été traitée avec compétence dans divers congrès ; mais certain projet de réunir à l'institut des aveugles de Paris les sourds-muets et les aveugles a singulièrement irrité les esprits, et rien en effet ne serait plus déplorable comme résultats que de rapprocher ces deux sortes d'infirmes lorsqu'il s'agit d'instruction supérieure. Un institut d'aveugles destiné à former des accordeurs, des musiciens, etc., est bien assez compliqué par lui-même comme personnel et comme matériel ! Mais pour ce qui est des études élémentaires, la question se pose comme suit.

Le nombre des aveugles en France et en Algérie est de 38,722, soit 1/1000 (Martin, in *Valentin Haüy*, mai 1887) ; dans les mêmes régions, celui des sourds-muets est de 22,032, soit 5.7 pour 10,000 en France, et seulement 4.7 en Algérie (Ladreit de la Charrière, in *Annales*, janvier 1884). — Or les écoles, surtout pour les aveugles, sont insuffisantes et pas assez connues. Les instituts nationaux de Paris le sont davantage; aussi reçoivent-ils un nombre immense de demandes dont ils ont à repousser une grande partie. Malgré le choix qu'ils voudraient faire, un très grand nombre d'élèves leur arrivent qui ont perdu l'un ou l'autre sens par suite d'affections générales dont le retentissement sur tout l'organisme a été tel que ces enfants ne peuvent recevoir une instruction sérieuse et complète. Or le but des instituts de sourds-muets et d'aveugles de Paris est de former des élèves de premier ordre, et ces enfants incapables, admis à tort, gênent considérablement l'éducation des autres. Il serait donc désirable que beaucoup de petites écoles donnassent aux enfants infirmes une éducation et une instruction élémentaire, et que ce fût parmi les meilleurs élèves de ces établissements primaires que l'on choisisse ceux que les instituts nationaux de Paris accepteraient après examen (Peyron, Congrès de Paris, 1884.) C'est ainsi que fait actuellement en Angleterre le « Royal Normand College » pour aveugles (Sécrétan).

Ces écoles primaires peuvent très bien recevoir les sourds-muets et les aveugles en même temps ; il s'agit surtout ici de diminuer les frais de local, de personnel. Malgré cela, les jeux et une partie des études devront se faire séparément.

Cela se conçoit de suite : les jeux sont différents, ainsi que la plupart des études, et l'aveugle peut venir se choquer contre le pauvre sourd, dont l'attention n'est pas sollicitée par le bruit de la marche.

Il serait désirable aussi que les externes de ces établissements locaux se multiplient davantage, quand c'est possible.

Il n'y a pas un sourd-muet, dit M. le Dr Peyron, il y a des sourds-muets. Il y en a dont l'intelligence ne justifie pas d'une façon suffisante les lourds sacrifices que demande leur présence pendant sept ou huit ans dans une grande institution et si, pour ces sourds-muets, vous aviez des institutions économiques, vous en retireriez de grands avantages, vous auriez le contraire de ce qui se passe aujourd'hui où la province verse sur Paris ses non-valeurs.

Sans dépenses aucunes, ne pourrait-on pas d'ores et déjà utiliser pour les infirmes du département ces maisons d'écoles qui ont été récemment reconnues comme ayant été construites en excès, au point que quelques-unes possèdent un professeur et un ou deux élèves? par exemple l'école de Neuvy, en Maine-et-Loire, pour en citer une. Ce serait un emploi utile de constructions sans rapport, tout en soustrayant un jeune instituteur à une oisiveté dangereuse. Encore une économie bien réelle serait l'envoi dans ces écoles, avec traitement suffisant, de quelques élèves aveugles sortis de l'institut de Paris ou d'une école professionnelle sérieuse, et par là même propres à conduire avec méthode l'éducation de leurs compagnons d'infortune, puisqu'il est reconnu que l'aveugle est le meilleur professeur d'aveugles.

Quand aux asiles de sourds-muets arriérés, de création récente, ne pouvons-nous en bien augurer lorsque nous avons vu le Dr Baume réussir dans sa création d'une colonie agricole d'aliénés de Quimper.

« Peut-être, dit M. Gaillard sourd-muet, après avoir rejeté pour ces cas la méthode orale, peut-être, dit-il, les maîtres entendants-parlants trouveront trop difficile l'enseignement des sourds-muets arriérés. S'il en est ainsi, on ferait bien de prendre des professeurs sourds-muets qui se dévoueraient corps et âme à l'instruction de leurs frères moins favorisés. »

N'y aurait-il pas lieu de tenir compte de ce vœu. Il faut faire bon marché pour ces cas, à notre avis, de la pureté de la méthode orale, réservant toute sévérité à ce point de vue pour les écoles proprement dites (on sait que les sourds-muets ne sont pas admis comme professeurs dans les écoles d'articulation et c'est bien juste). C'est au reste tout ce que nous dirons des sourds-muets arriérés. Le souci de ces cas regarde les institutions de bienfaisance. Au chapitre de la tutelle nous indiquerons les asiles qui leur sont réservés. — Avant de les quitter, citons toutefois ces paroles de M. Ladreit de Lacharrière : « Chargé tous les ans de l'examen des enfants du département de la Seine... je constate que des enfants qui ont toute l'apparence de l'intelligence en sont parfois totalement dépourvus, par suite de certaines lacunes, comme la perte ou l'absence de mémoire. Au bout d'un an de séjour dans nos établissements, ils n'ont rien pu apprendre. — D'autres ont toute l'apparence de l'idiotisme; je me défends dans ces cas contre les sentiments qui me porteraient à signer leur exclusion de la maison. Je suis partisan d'asiles agricoles pour ceux qui au bout d'un an n'ont pas montré le moindre degré de développement. Là, on cherchera à en obtenir ce qu'on pourra. »

Les commissions scolaires pourraient encore, si elles fonctionnaient bien, nous renseigner complètement sur le nombre des enfants sourds-muets, aveugles, ou les deux à la fois. Non seulement elles le devraient, mais encore elles nous semblent pouvoir fournir une statistique sérieuse, soit qu'elles la fassent directement, soit que l'instituteur soit chargé de cette tâche, qu'il lui serait facile de remplir. Tel est, en effet, l'avis d'inspecteurs scolaires que nous avons consultés à ce sujet.

Comment même peut-on concilier l'absence de cette statistique avec ces paroles de M. Magnat au Congrès de 85 : « Les sourds-muets sont compris dans la loi sur l'instruction primaire au point de vue de l'obligation. »

Voici le tableau adopté par le Congrès de 1878, sur la proposition de M. Grosselin, que les instituteurs devraient remplir pour les sourds-muets ; nous en étendons l'application aux aveugles, aux sourds-aveugles.

Sourd.
Aveugle.
Sourd-aveugle.
Sourd-muet aveugle.
{ Nom. Date de la naissance. Lieu.
Cause de l'infirmité : De naissance. Acquise.

État de la santé.

État intellectuel. { Faible ou nul. Moyen. Élevé.

Instruction { Nulle. En cours. Terminée.

École où l'infirme a été instruit.

Condition pécuniaire { Riche. Aisée. Pauvre.

Moyens d'existence.
Profession.

PARENTS : Nom et prénoms du père.
Profession.
Condition sociale, etc.
Nom et prénoms de la mère.
Profession.
Liens de parenté entre conjoints.
Ancêtres ou collatéraux infirmes.

Observations

Une observation judicieuse de M. Hugentobler est que, pour les parents, avec une statistique bien dressée, il devient plus difficile de soustraire leur enfant aux regards des autorités. Ils rechercheront par suite avec plus de sollicitude le moyen de le faire sortir de son état d'infériorité intellectuelle. De plus, la connaissance des causes de la surdi-mutité permettra d'éviter dans quelques cas, ou mieux d'arrêter le développement de cette infirmité. Pour préciser notre idée, citons le cas d'un écoulement purulent dont l'arrêt laissera une audition diminuée seulement, tandis que la non-intervention permettra à la suppuration de détruire l'organe.

Les commissions scolaires ne sont-elles pas, par leur incurie, responsables des enfants dont elles laissent s'endormir et s'éteindre les aptitudes, au lieu de diriger les infirmes vers les écoles de province dont j'ai parlé. Ces écoles végètent souvent faute d'élèves, alors que celles de Paris, celles d'aveugles particulièrement, s'encombrent d'enfants dont elles ne peuvent tirer aucun parti. Nous dirons même que c'est dans une mesure de ce genre, combinée avec l'intervention des médecins spécialistes, que nous semble apparaître la solution de la question des aveugles et des sourds-muets. Cette dernière est au reste bien plus avancée à tout point de vue : comme méthode d'enseignement et comme nombre d'établissements d'instruction. — L'admission de ces enfants dans les écoles ordinaires n'est et ne peut être qu'un pis-aller, préférable à leur isolement, mais ne valant point l'école spéciale qui, dans sa forme élémentaire, peut être représentée par la maison d'un instituteur ordinaire chez lequel les circonstances et des goûts innés ont développé des aptitudes pour l'éducation de ces déshérités.

Si ces derniers sont confiés à des familles du village avec indemnité attribuée à celle-ci, il suffira de leur appliquer la loi Roussel de protection de l'enfance pour s'assurer qu'ils sont bien soignés. Les mêmes inspecteurs qui s'occupent des enfants en nourrice peuvent veiller sur eux.

A ce propos, nous ne voulons pas omettre ici de rappeler un projet de l'ex-inspecteur général des prisons, M. A. Demangeat, en faveur de l'adoption par les instituteurs, rétribués en conséquence et sur leur demande, des enfants abandonnés que recueillent actuellement les maisons de correction. Une prime eût récompensé les bons résultats obtenus. La vie de famille eût remplacé la cohabitation avec des criminels précoces. Cette idée ne peut-elle pas être mise temporairement en pratique sans l'intervention de l'État par les communes menacées d'avoir un jour un aveugle à nourrir, ou par les familles à l'égard de l'instituteur de leur commune? Nous pensons que cette proposition est réalisable pour des aveugles dans quelques circonstances : nous verrons, en effet, qu'il importe de ne pas abandonner ces enfants à eux-mêmes. Pour les sourds-muets, il y a assez d'écoles actuellement pour les y envoyer au plus tôt : d'ailleurs, leur instruction élémentaire est bien moins facile que celle des aveugles.

Krishaber, dans le grand dictionnaire de Dechambre, a publié un article intitulé *Mutisme sans surdité*. Ces cas ne nous concernent pas. Ils entrent dans la catégorie des enfants arriérés ou idiots. Témoins ces paroles de l'auteur : « Le mutisme d'un enfant d'environ trois ans est presque toujours l'indice d'un arrêt de développement congénital, » quand il n'y a pas de surdité. — Quelques faits semblent, au premier abord, faire exception à cette règle. Ainsi on nous a amenés, comme enfants atteints de mutisme sans surdité ni idiotie, de petits êtres que des personnes, même réfléchies, qualifiaient de bien développés et privés seulement de la parole. Ils sont, en effet, ce qu'on appelle enjoués, entendent bien, disent un mot ou deux, ou davantage; une fois nous avons vu une petite fille de quatre ans et demi nous montrer du doigt et avec insistance la langue comme pour appeler l'attention sur une infirmité locale, mais en fait sans doute par imitation inintelligente des mouvements qu'on avait faits devant elle pour lui montrer à se servir des organes de la parole. L'attention fixée sur ces petits malheureux fera reconnaître que leur enjouement n'est qu'une motilité exagérée et sans but; ils n'éprouvent aucune timidité vis-à-vis des étrangers, ils ne craignent point de faire du mal aux autres enfants ou aux animaux, et les font crier comme ils les caressaient quelques minutes auparavant; leur sommeil est ou a été troublé, car parfois cette affection s'arrête, et l'enfant reste seulement arriéré, bien que la terminaison ordinaire soit la mort, souvent il y a des accès d'épilepsie, etc. Ces cas rentrent dans la sclérose cérébrale infantile, décrite avec insistance par le Dr Jules Simon. Seuls, leur aspect particulier et ce fait que les personnes étrangères à l'art s'y trompent facilement, nous ont engagé à y consacrer quelques lignes.

A cette affection, arrêtée dans son cours, doit peut-être

être rapporté ce que dit M. Arnold au Congrès de 85 « de quatre cas dans lesquels le langage manquait par suite d'une paralysie congénitale des organes de la voix, quoique l'ouïe fût parfaite. Chez tous ces sujets le développement intellectuel était à peine celui d'un enfant. »

ÉTUDE MÉDICALE

Chez l'enfant, la surdité a été divisée par Trœlstch en précoce et tardive. — Nous l'étudierons ensuite chez l'adulte.

Surdité précoce. — Elle est précoce lorsqu'elle se développe avant que l'enfant ait articulé des mots et quelques syllabes, qu'il faut se faire répéter par les parents pour ne pas les confondre avec un simple bégayement. Dès cet âge, en effet, l'imitation seule des mouvements des lèvres de la nourrice semble suffire pour faire émettre, plus ou moins mal, quelques sons comme papa, maman. Trœlstch rejette l'expression de congénitale parce qu'appliquer ce qualificatif à un cas donné c'est émettre une hypothèse impossible à vérifier et blesser gratuitement l'amour-propre des parents qui ne peuvent supporter la pensée d'avoir donné le jour à un enfant atteint d'une malformation aussi déplorable.

Dans la surdité précoce, le point difficile est le diagnostic. Il faut éviter que les bruits que l'on veut faire entendre s'accompagnent de trépidation du sol ou d'agitation de l'air ; le choc d'une clef sur un meuble un peu distant de l'enfant, le carillon d'une sonnette conviennent, pendant qu'on l'occupe doucement à ses jouets. En plaçant un diapason à notes élevées et basses sur l'apophyse mastoïde, sur le crâne, un léger rire ou de l'étonnement souvent peu accentués se dessinent lorsque l'enfant entend, et la manifestation est encore moins nette à l'application de la montre sur la tête de l'oreille, méthode que nous préférons. Il ne faut pas conclure d'une étude positive pour les bruits que l'enfant entend les mots.

Pour la voix, Politzer conseille pendant l'expérience de toucher la région externe de l'oreille : « Par un long exercice, dit-il, il semble que la sensation tactile simultanée de la région externe de l'oreille favorise la perception des voyelles et des consonnes chez l'enfant sourd-muet. » Souvent on observera ainsi que les sourds-muets répètent certaines voyelles prononcées dans l'oreille.

Dès l'âge d'un an et demi à deux ans, des résultats négatifs pour tout bruit, sans lésions constatables, doivent provoquer un examen très sérieux : en fait de traitement, ce sera d'abord et déjà à la galvanisation maniée avec réserve qu'il faudra s'adresser ; et Urbantchisch fait remarquer qu'elle ramène quelquefois la perception des voyelles, résultat modeste, mais important. On sait, en effet, que ce sont les consonnes que les durs d'oreille entendent le moins.

La galvanisation, dans ces cas, se fera avec douceur, sans provoquer de douleur, au moyen d'un appareil muni d'un galvanomètre, en n'employant d'abord que un à quatre éléments pendant cinq ou six minutes, et mettant un pôle recouvert d'une éponge humide dans chaque oreille. Il faut bien ici reconnaître que les règles que nous indiquons pour la galvanisation sont un peu arbitraires, le sujet trop négligé demandant de nouvelles observations, et l'amélioration consécutive ne devant être attribuée au remède qu'avec une grande réserve.

Il faut, en effet, remarquer avec Politzer que les cas de surdité congénitale, et ce sont ceux auxquels est applicable le courant continu, sont d'un pronostic plus favorable que la surdité acquise (1). Avec le même auteur, ajoutons que la plupart de ces sourds-muets sont éveillés et bien disposés intellectuellement. Cette assertion du grand professeur de Vienne est confirmée par l'observation de Mme Hull (congrès de Milan, 1880) que, dans l'articulation, les sourds-muets de naissance arrivent à une perfection qui l'emporte sur ceux devenus sourds par suite de quelque fièvre.

Nous avons supposé jusqu'ici que nous ne trouvions au-

(1) Nous devons dire que la surdité, par arrêt de développement de l'appareil auditif proprement dit, heureusement bien rare, est la plus grave de toutes. L'individu est un idiot partiel, sourd de naissance, parfois un aphasique congénitalement (Renaud de Lyon).

cune lésion vers l'oreille ou vers le rhino-pharynx. Il faut pourtant bien remarquer que les végétations adénoïdes, situées entre les deux amygdales et sur la voûte pharyngienne, provoquent dès l'âge de deux à trois ans des surdités qu'on pourrait à tort appeler congénitales, car, non seulement elles ne le sont généralement pas, mais elles sont très curables.

Chez les enfants, même très jeunes, la règle doit être de faire un examen subjectif consciencieux, se mettant le plus possible à l'abri des erreurs que peut créer la sensation tactile des vibrations de l'air ou des objets voisins; puis de procéder avec une rigueur plus grande encore, si j'ose dire, à un examen objectif de l'oreille, surtout de la gorge, du nez et du rhino-pharynx, c'est-à-dire de la partie postérieure des fosses nasales. Si l'on trouve, avec le doigt passé derrière le voile du palais et recourbé en haut, des végétations adénoïdes, parfois on observera qu'à cet âge elles ne se présentent pas avec la sensation d'un paquet de vers ainsi qu'il arrive plus tard : ce sont souvent des lobes assez consistants. Il faut les enlever par les moyens ordinaires : la pince du Dr Menière s'applique à tous les âges. Il peut arriver et il arrive assez souvent que le retour rapide et complet de l'audition récompense la confiance des parents. Nous avons vu des exemples multiples de semblables guérisons et nous en avons publié un cas particulièrement démonstratif (*Annales* du Dr Gouguenheim, janvier 1888); d'autres fois, et j'ajouterai même plus rarement, d'après notre expérience du moins, on est obligé de constater que les végétations n'étaient qu'une coïncidence (nous parlons toujours de l'âge de deux à quatre ans environ); mais, dans ces cas encore, s'il est utile et prudent de prévenir les parents de leur possibilité, il n'en faut pas moins leur conseiller l'opération qui rendra à l'enfant la gaieté et un sommeil paisible, tandis que ces productions gênent la respiration, troublent le sommeil rendu bruyant par des ronflements insupportables pour l'entourage, et dont la cause, l'obturation nasale, est une source de lésions pour les organes rhino-pharyngiens.

Les anomalies du pavillon de l'oreille n'ont pour nous

qu'une importance minime. Mais l'absence ou la terminaison en cul-de-sac du conduit auditif les complique parfois, surtout lorsqu'il s'agit d'une absence du pavillon. « Dans ces cas, dit Politzer, il faut examiner si un diapason posé sur le vertex est bien entendu; » au cas positif, les parties profondes de l'oreille ne sont pas atteintes. Il faut encore examiner les mouvements du voile du palais pendant la phonation : une mobilité moindre du côté lésé indiquera une anomalie vers la cavité du tympan et la trompe d'Eustache. Ces deux opérations donnant des résultats favorables, on ne se décidera à opérer que si un tube acoustique placé dans le cul-de-sac qui remplace le conduit permet au langage d'être compris, et si l'otoscope indique la pénétration de l'air dans la trompe d'Eustache, deux signes nous permettant d'affirmer que l'obstacle à la pénétration des sons est peu épais. Mais, après avoir indiqué l'examen à faire dans ces cas, ajoutons avec M. Calmettes que l'optimisme ici serait généralement déplacé, et que la règle est qu'on ne peut creuser dans le temporal un conduit auditif qui n'existe pas, et que, si on y arrivait, on ne serait point sûr de tomber sur une autre membrane tympanique. Ces enfants entendant par les os de la tête, c'est le cas d'avoir recours pour les leçons d'articulation au dentophone et à l'ostéophone ou audiophone.

On endormira au besoin l'enfant pour examiner le tympan qui n'est pas profondément situé et qu'on peut souvent examiner assez facilement ; on pratiquera la douche d'air de Politzer pour constater la liberté des trompes qui, larges chez l'enfant normal, doivent laisser bien pénétrer l'air pendant le cri, et même sans cela ; lorsqu'elle réussit, l'enfant porte généralement les mains vers les oreilles, et paraît un instant comme sidéré. Pour que le choc soit moindre, il est bon de ne presser la poire qu'avec le pouce et un ou deux doigts. On pressera la poire dans une narine, l'autre restant ouverte pour voir si l'air passe bien comme fait l'eau dans la douche de Weber. — Enfin, pour l'examen du rhino-pharynx au toucher digital dont nous avons parlé, il est très utile d'être muni d'un doigtier métallique articulé pour éviter des morures. Si l'on n'est pas habitué à cet examen, on constatera ouvent le symptôme qu'a signalé M. Grancher comme produit ar les végétations pharyngiennes, et qui consiste dans une épression épigastrique au moment de l'inspiration, lorsu'elle est faite la bouche fermée. Elle est produite par ce ait que l'air n'arrive pas assez vite pour compenser l'accroisement de la cavité thoracique.

Tout écoulement de l'oreille à cet âge et à tout âge de la ie, disons-le une fois pour toutes, doit être combattu par les noyens appropriés : traitement par l'alcool, les poudres d'acide borique, d'iodoforme, de naphtol, etc., l'occlusion, l'ablation des polypes qui entretiennent la suppuration, etc.

Nous rejetons le système du cathétérisme de la trompe, employé par le Dr Boucheron, qui a pensé utile de décorer 'obstruction tubaire survenue chez l'enfant très jeune du nom « d'otopiésis ». Le Dr Boucheron emploie dans ces cas le cathétérisme quotidien, ou au moins très fréquent, et use même lu chloroforme pour cette petite opération. A notre avis, a pathologie du rhino-pharynx est maintenant trop précise pour admettre un procédé toujours le même, inutile si la surdité est nerveuse, insuffisant si des végétations bouchent les rompes. Dans ce dernier cas, la moindre pince fera bien mieux notre affaire. Après l'ablation des végétations, le cathétérisme est généralement bien peu nécessaire, et s'il faut attribuer l'obsruction des trompes à un état inflammatoire de la muqueuse, l nous semble plus rationnel de toucher le rhino-pharynx avec un peu d'ouate imbibée d'une solution appropriée, solution de chlorure de zinc, solution de tannin, iodoforme et alcool camphré qui, chez l'adulte, donnent dans l'otite chronique de si bons résultats. D'ailleurs, cette répétition du cathétérisme, si souvent très fâcheuse dans l'otite sèche, est-elle ici sans inconvénient? On peut supposer le contraire, et, en tous cas, l semble bien difficile d'en affirmer l'innocuité.

Surdité tardive. — Jusqu'à l'âge de la puberté, l'enfant qui devient sourd n'est pas à l'abri de la mutité (Kussmaul). Jusqu'à l'âge de quatorze ans, l'enfant peut encore perdre la parole avec l'ouïe ; ces cas sont rares toutefois, et les limites ordinaires sont qu'avant quatre ans le langage est toujours perdu, et qu'après sept ans (huit ans seulement pour le Dr Ladreit de la Charrière) il est le plus souvent conservé.

La surdité entraîne, en tous cas, une singulière altération de la parole qui, souvent, ne reste intelligible que pour l'entourage. Lorsque l'enfant commence à parler, on reconnaît le degré de surdité pour les consonnes ou les voyelles au mode de prononciation, qui est d'autant plus douce et distincte que l'oreille est meilleure. Après ces paroles d'Urbantschitsch, faut-il discuter cette opinion émise par le Dr Gellé dans le *Dictionnaire des sciences médicales* : « C'est, dit-il, une erreur de croire qu'on peut utiliser le peu d'audition qui persiste pour l'éducation de la parole, » et il le prouve en comparant le sourd-muet à la machine parlante, qui parle sans entendre !

Dix minutes de présence dans une école d'articulation font voir que les enfants qui ont un peu d'audition peuvent être reconnus de suite, rien que par la façon dont ils profitent bien mieux des leçons qu'on leur donne. Qu'il nous suffise, pour le moment, de dire avec le professeur Dubranle : « Le sourd-muet qui parvient à entendre, même confusément, a la voix moins sourde, moins incertaine, moins gutturale, plus agréablement timbrée, » et avec le Dr Duplay : « Chez l'enfant dont la surdité est incomplète, le rôle du médecin est considérable. »

En présence d'une surdité tardive, les trois choses importantes sont : conserver ce qui reste d'ouïe par le traitement médical, ce qui reste du langage par l'enseignement de l'articulation, envoyer de bonne heure dans une école spéciale. Dans les cas de surdité nerveuse, dont le diagnostic se fait par exclusion, la galvanisation sera essayée avec prudence et suivant les conseils d'un médecin compétent. — Le tube acoustique répond ici à une indication spéciale : il empêche l'enfant de perdre l'aptitude fonctionnelle par l'excitation sensorielle qu'il provoque, il lui permet de perfectionner son propre langage. On l'emploiera pour parler à l'enfant; dans les cas où le professeur d'articulation le juge utile, il se servira d'un entonnoir en verre très large, cornet acoustique lu professeur suédois Borg (Congrès de 78), permettant à la 'ois à l'enfant de suivre le mouvement des lèvres du profes- seur, pendant que le tube de caoutchouc lui apporte à 'oreille des vibrations vocales. On n'indiquera même pas 'usage du cornet acoustique à des parents ignorants ou grossiers; mis en des mains prudentes, il peut rendre l'immenses services, si, outre l'usage qu'on vient d'indiquer, on fait parler l'enfant dans le pavillon (Trœltsch) tandis que 'autre extrémité est placée dans son oreille. Il peut servir ainsi à corriger l'articulation, et il n'est guère à croire que l'enfant le supporte s'il irrite son oreille, alors surtout qu'on ne lui en impose pas l'usage.

Nous avons dit que cet instrument employé à tort aux premières périodes de la surdité peut être très nuisible. C'est au moins là une déduction de ce fait qu'il peut faire redoubler, chez l'adulte, les bruits subjectifs, lorsqu'il est employé intempestivement, car c'est une observation que les enfants, même atteints d'affection qui, chez l'adulte, provoqueraient des bourdonnements insupportables, se plaignent en général peu ou pas de ce symptôme si pénible chez l'adulte. Il n'en faut pas moins employer avec réserve cet instrument. C'est pour cela que nous avons entretenu en cet endroit le lecteur d'un procédé pédagogique, il est vrai, mais pour l'emploi duquel quelques notions médicales sont importantes.

Pour ne pas les oublier, notons ici que quelques autres appareils ont été employés dans l'éducation du sourd-muet, autant au point de vue pédagogique qu'hygiénique; le ballon de caoutchouc pour l'habituer à l'émission de l'air, les bulles de savon pour lui apprendre à ménager cette émission, la spirométrie, etc.

De ce qui précède, il ressort qu'on ne saurait considérer tous les pensionnaires d'un établissement de sourds-muets comme totalement privés de l'ouïe, beaucoup entendant la sonnerie d'une montre sans qu'elle soit au contact de la tête, un tiers (Bonnafont), la moitié même (Dr Ladreit de la Charrière) entendant un peu.

Examen médical spécial. — Aussi, y a-t-il grande utilité à ce que, dans les écoles, ces enfants soient examinés par un médecin ayant fait des études spéciales. Quel bien pourra leur faire ce dernier? Lorsqu'on s'est occupé d'adultes très sourds, la réponse qui vient sur les lèvres est : Calmer les bourdonnements. C'est là, en effet, le grand cauchemar, ici le terme est bien approprié, de la plupart des sourds adultes, à un âge avancé; mais nous venons de voir que, en général, les enfants se plaignent moins de ce symptôme. — Trois organes sont particulièrement à surveiller chez les enfants qui forment la population des établissements de sourds-muets : le poumon, souvent atteint de tuberculose, l'oreille et le rhino-pharynx.

L'articulation semble encore être le meilleur prophylactique contre les affections de l'organe respiratoire auxquelles succombaient beaucoup de ces enfants instruits uniquement par la mimique. D'ailleurs le souci de ces lésions revient aux médecins ordinaires, et nous espérons d'eux des statistiques nous démontrant que l'articulation a réalisé en hygiène les espérances qu'on a fondées sur son adoption.

Pour ce qui est de l'oreille, elle peut certainement, dans un nombre de cas assez considérable, recouvrer un peu de ses fonctions chez des enfants déjà admis dans les instituts de sourds-muets (Trœltsch). — Nous avons constaté par l'examen de ces enfants que beaucoup d'entre eux qui avaient l'articulation très défectueuse, par suite de la présence de grosses amygdales ou de végétations adénoïdes, pouvaient être utilement améliorés de ce côté! Les leçons de leurs professeurs jusqu'ici peu fructueuses, par suite de la présence de grosses amygdales ou de végétations adénoïdes, pouvaient être singulièrement secondées par des opérations sans danger, l'ablation des végétations et l'ablation ou la cautérisation des amygdales. — Un fait bien caractéristique, c'est que ces enfants étaient désignés par leurs professeurs eux-mêmes, comme ayant pour l'articulation d'autres difficultés que l'absence de l'ouïe : ils mâchent de la bouillie en parlant, telle est l'expression qui venait aux lèvres de leurs maîtres.

Qu'on n'oublie pas que le retard apporté à cette utile intervention équivaut ici, autant pour l'articulation que pour l'ouïe, à un insuccès relatif. C'est là un point sur lequel l'attention n'a point été assez appelée. Ces enfants ont un grassayement particulier; ils parlent mal comme sourds; ils parlent mal comme ayant le rhino-pharynx encombré de productions anormales. Or, on sait que M. Trélat a appelé l'attention sur ce fait que, dans la division du voile du palais, l'opération la meilleure ne guérit pas la défectuosité du langage, une fois que l'habitude l'a confirmée. Il exige des leçons d'articulation antérieures à l'opération, pour que celle-ci donne tous ses résultats. Chez le sourd-muet aux grosses amygdales, aux végétations adénoïdes ou à la fissure palatine, il ne semble pas qu'il y ait d'éducation parfaite possible antérieure à l'opération; aussi doit-on la faire de bonne heure. Ces déductions nous semblent rigoureuses.

Mais l'ablation des végétations rendrait-elle l'ouïe? Nous ne donnerons pas ici une réponse catégorique. — En effet, nous n'oserions prétendre que, par l'ablation des végétations adénoïdes, nous rendrons l'ouïe à des enfants déjà admis dans les instituts; nous dirons seulement que l'observation constate vers l'âge de deux à quatre ans des surdités complètes guérissables par cette ablation. Mais, si ces enfants n'avaient pas été opérés, seraient-ils devenus incurablement sourds? Nous hésitons devant la négative, car il nous semble que, dans ce cas, on rapporterait de semblables guérisons obtenues dans les écoles, et nous n'en voyons point citer, alors qu'elles sont assez fréquentes dans la médecine des dispensaires otologiques, et nous en avons cité nous-même un cas des plus caractéristiques (*Annales* du Dr Gouguenheim, janvier 1888). Nous penchons vers cette opinion que les végétations non opérées peuvent détruire définitivement l'audition, car s'il est vrai que tous les jours l'ablation de ces tumeurs nous donne de si beaux résultats, est-il certain que des végétations amenant une surdité totale chez un enfant très jeune laissera toujours l'oreille assez intacte pour recouvrer ses fonctions? Il est certain que la résistance de l'organe auditif étonne parfois : ainsi, récemment encore, nous constations la présence de végétations abondantes chez un homme de soixante-cinq ans, dont l'ouïe n'est pas assez atteinte pour l'empêcher de suivre une conversation sur un ton un peu élevé. Mais, d'une part, si on interroge cet homme, il nous apprend que son acuité auditive devenait parfois meilleure, puis s'empirait. D'autre part, des enfants de douze à quatorze ans, sourds depuis l'âge de onze ans seulement par végétations, et sans que nous ayons pu trouver d'autres lésions que l'obstruction, par cette cause, de la trompe d'Eustache, ont été opérés par nous, jusqu'au rétablissement de la perméabilité des trompes, et nous avons vu les fonctions de l'ouïe rester très incomplètes. Ces cas sont rares relativement : pour leur production, il nous semble que l'obturation de la trompe doit être continue, et, de plus, s'accompagner d'un état inflammatoire ; mais cette dernière circonstance est le cas ordinaire.

L'observation éclaircira tous ces points : pour le moment, arrêtons-nous à cette conclusion qu'il faut opérer les végétations où et quand on les rencontre. D'ailleurs, bien que l'on néglige l'étude des affections de l'oreille, nous pouvons affirmer que, actuellement, et grâce surtout aux travaux de Michel de Cologne, elle donne, chez l'enfant, des résultats plus consolants encore que celle des affections oculaires du même âge.

Nous ne voulons pas quitter l'examen de ces infirmes avant de faire observer combien ces natures enfantines de sourds-muets nous fournissent difficilement des résultats précis, lorsque nous voulons explorer leur audition, même lorsqu'ils sont déjà, par l'âge du moins, assez raisonnables, à huit et neuf ans. — D'ailleurs, on ne sait ce qu'ils comprennent par entendre, et il faut leur faire bien compter les chocs de l'acoumètre, pour être certain du résultat. Aussi, je le répète, dans un examen rapide, et devant témoins (car pour bien les examiner, il faudrait que la présence des spectateurs ne les distraie pas), on tirera un aussi bon et un meilleur parti pour juger leur audition, de la perfection ou de l'imperfection de leur articulation que d'un examen acoumétrique, réserve faite de la défectuosité du langage attribuable aux anomalies pharyngiennes.

Nous regrettons à ce propos de ne pouvoir ici que signaler sans les analyser les deux mémoires de Burnett et Loring, présentés au dernier congrès otologique américain, sur l'examen des sourds-muets au moyen de l'otophone de Maloney? Nous n'avons pu nous les procurer à temps.

On a, dans divers Congrès (Paris, 1878), émis le désir de voir créer des chaires de surdi-mutité, mais ne faudrait-il pas d'abord créer une chaire d'otologie et affecter un spécialiste à chaque établissement d'instruction de sourds-muets. Quant à enseigner l'otologie aux professeurs de sourds-muets (De Haerne), il faut s'entendre. Nous pensons qu'il leur serait bien utile d'avoir quelques notions sur l'anatomie et la physiologie de l'oreille, et d'assister à quelques consultations d'un médecin auriste visitant les enfants. Ils se rendraient ainsi encore mieux compte eux-mêmes des défauts d'articulation tenant à une lésion pharyngienne, et le spécialiste lui-même tirerait profit de leurs renseignements. Il y a là un champ d'étude bien vaste, et qu'on néglige trop d'explorer.

Mariages consanguins. — L'observation des faits ne nous donne pas assez d'autorité pour défendre le mariage soit consanguin, soit entre sourds-muets.

Le chanoine Haerne (Congrès Paris, 1878, page 392) a établi qu'à Berlin, pour les Israélites, parmi lesquels les mariages sont très fréquents, la proportion des sourds-muets est comme 1 à 67.3; que pour les Évangélistes, elle est comme 1 à 2.173, et pour les Catholiques, comme 1 à 3.179.

D'un autre côté, les études récentes sur les unions consanguines semblent aboutir à ce résultat que la consanguinité ne doit être considérée que comme un appoint à l'influence héréditaire qui atteint ainsi son maximum.

Une cause bien obscure est celle qu'on dénomme hérédité, sans explication possible, et qui atteint plusieurs enfants de la même mère, sans qu'on trouve d'ancêtres directs de la famille qui soient frappés. Ceci se voit au reste pour d'autres affections, telles que la pseudo-hypertrophie musculaire, la paralysie progressive, le cancer de la rétine, et notons bien que dans les cas de surdité, il ne faut pas voir toujours et par système une hérédité indirecte, car, généralement, ces dernières affections que nous venons de nommer, et pour lesquelles le même fait se présente, sont incompatibles avec la reproduction, la mort ou la décrépitude survenant avant l'âge adulte.

Nous laissons à M. Magnat la responsabilité de l'affirmation suivante (Paris, Congrès 1878, page 395) : « Il est certain, dit-il, que les personnes dont la surdité est congénitale, sont exposées à avoir des enfants sourds-muets ; en tous cas, il est très certain que, parmi leurs descendants, à la deuxième ou à la troisième génération, il se trouvera des sourds-muets. »

Examen médical général et hygiène. — Nous avons dit que rarement l'enfant perdait totalement l'ouïe à la suite d'une affection locale : ce qu'on trouve presque toujours à l'origine de la surdi-mutité, c'est une maladie générale : rougeole, scarlatine surtout, méningite parfois. — Espérons que les tentatives récentes faites pour limiter les désastres que cause la scarlatine sur l'organe auditif au moyen des injections de pilocarpine diminueront le nombre de ses victimes. Il suffit de se rappeler que l'origine de la surdité est assez souvent une affection méningitique pour trouver l'explication de la démarche en zig-zag que présentent certains sourds-muets. Ici la lésion cérébrale a touché les centres nerveux de la locomotion, comme elle a atteint ceux de l'appareil auditif.

M. Bonnafont nous signale une énorme proportion d'idiots parmi les sourds-muets, 1/40. Mais, à ce point de vue, comme pour ce qui regarde le degré d'audition, nous insistons sur les difficultés du diagnostic : en effet, beaucoup de sourds-muets (congrès de Bordeaux) qui paraissaient d'abord idiots, ont, après des expériences qui se sont prolongées parfois jusqu'à deux ans, donné des preuves non équivoques d'intelligence.

Les statistiques, dit M. Dupont, établissent qu'il y a environ 10 0/0 d'idiots sur les 3,500 sourds-muets élevés dans les écoles. Nous avons déjà dit que, pour ceux-là, des asiles spéciaux sont établis.

Reste ensuite peut-être 20 0/0 d'arriérés, c'est-à-dire ayant une intelligence peu développée (Congrès 85).

Au Congrès de Bordeaux, le Dr Badal a conclu de l'observation des deux cents sourdes-muettes de l'institut de Bordeaux, à la fréquence chez ces infirmes de la rétinite pigmentaire avec ou sans atrophie du nerf optique. Elle se présenterait dans l'énorme proportion de 3 1/2 pour 100, et, chose curieuse, dans tous ces cas de rétinite pigmentaire, il y avait surdité de naissance, et, trois fois sur sept, consanguinité des parents.

L'étude des affections diverses dont peut être atteint le sourd-muet rentre dans la médecine générale, et nous rappellerons ici particulièrement les affections tuberculeuses déjà signalées plus haut.

Nous recueillons avec empressement les observations de quelques professeurs.

L'enfant sourd-muet, nous dit M. Magnat, nous arrive avec des organes raidis, rouillés par le défaut d'exercice, en partie atrophiés selon l'âge. C'est ainsi que ces enfants se trouvent dans l'impossibilité d'éteindre avec le souffle une bougie à une faible distance.

De plus il faut noter la fréquence chez eux des affections de poitrine.

Les spiromètres indiqueront le développement progressif des poumons et ne serviront qu'à cela; il y aurait en effet à craindre, s'ils étaient employés couramment, de provoquer de l'emphysème pulmonaire. Ceux de Marchio Billangé et Mathieu (sorte de soufflet à capacité graduée) sont les seuls en usage dans les institutions de sourds-muets.

Généralement (abbé Marchio) la respiration d'un muet est courte et suffoquée; tandis qu'une personne ayant les poumons normalement développés respire quatorze à vingt fois par minute, un sourd-muet adulte, dans le même laps de temps, respire de vingt-quatre à vingt-huit fois. Par des soins et de l'exercice on ramène la respiration des sourds-muets parlants à des conditions normales.

« Au point de vue de la digestion (Magnat), notons que certains muscles de la face sont un peu dans la mastication. On comprend donc que celui qui n'a pas l'habitude de la parole accomplisse moins aisément et moins bien ce premier acte. Notre expérience personnelle nous a permis de constater chez le sourd-muet une prédisposition à la constipation sur laquelle notre attention doit se porter ».

M. Snyckers insiste sur l'utilité de la marche, la meilleure gymnastique pour le sourd-muet qui, au lieu de lever les pieds, les traîne.

Pour ce qui est d'une utilité toute particulière des bains de mer chez le sourd-muet, M. Hugentobler (1878, Paris) l'a appuyée sur ce fait que, vers l'âge de deux ou trois ans, il se développe une surdi-mutité attribuable à la scrofule. Nous ne laisserons point passer cette observation du remarquable professeur sans la rapprocher des observations que nous avons faites sur le développement de la surdité à cet âge; mais si nous avons vu, en effet, souvent la confirmation de ce qu'avance M. Hugentobler, cette surdité sans maladie générale, survenant de deux à quatre ans, était due non à la scrofule, mais au développement de végétations adénoïdes. Elle relevait d'un traitement chirurgical que nous avons souvent vu donner d'admirables résultats (Michel de Cologne, Lœvenberg, Calmettes, Menières, etc.), et non point d'un traitement médical. Nous pensons que, sous le rapport de l'hygiène, le sourd-muet doit être traité comme l'enfant ordinaire dès lors qu'on pourvoit au fonctionnement de ses poumons par le grand air, l'exercice et la pratique de l'articulation.

Chez l'adulte.—L'adulte perd l'ouïe comme l'enfant pour des causes multiples dont nous n'avons point à entretenir le lecteur. La grande différence est que, en général, il s'agit plutôt de lésions locales, tandis que l'enfant atteint de surdité tardive doit le plus souvent son infirmité à une maladie générale.

Souvent l'enfant sourd n'a vu son infirmité devenir extrême qu'à l'âge adulte. Dans le cas où il n'a pas été soumis à une direction rationnelle, mais a conservé un semblant de langage, on peut encore, au moyen du tube acoustique, lui rendre d'immenses services au point de vue de l'articulation des mots. Nous répétons que cet instrument, employé à tort aux premières périodes de la surdité, peut être très nuisible. Dans les cas anciens, il devient souvent fort utile. Il le faut toujours composer d'un entonnoir en verre afin que la leçon par l'oreille se combine avec la lecture sur les lèvres. « D'après mon expérience, dit Toynbee, des centaines de personnes vivent avec une oreille supposée complètement sourde, en fait inutile, et auxquelles on pourrait rendre d'immenses services en usant de moyens artificiels. Elles parleront dans un entonnoir dont le tube vient à une de leurs oreilles, tandis que l'autre oreille reçoit le tube du cornet du professeur. Ces personnes ont à apprendre de nouveau à parler, et Itard avait déjà fait d'intéressantes remarques sur l'extrême difficulté qu'éprouve l'individu sorti de l'enfance à faire ou refaire cette éducation ».

Ainsi que nous l'avons indiqué, ce dont souffrira le plus et le plus souvent l'adulte atteint de surdité seront les bourdonnements ou bruits subjectifs. Ce symptôme si pénible se présente sous l'apparence d'un bruit de ruisseau, de chocs réguliers, de bruissements, de bruits de locomotive, de bruits de voiture, etc. Un symptôme bien bizarre et fort anciennement connu, est celui désigné sous le nom de *paracousie de Willis*. Il consiste en une amélioration notable de l'audition, chez les personnes très dures d'oreilles, par l'action de grands bruits: roulements de voitures, bruit du fer que l'on bat, des usines, etc. « Ce symptôme appartient presque exclusivement, dit Politzer, aux formes inguérissables des affections de l'oreille moyenne. » Nous ne l'avons pas observé avant seize ou dix-huit ans; mais il se voit sans doute plus tôt; — il n'y a pas d'inconvénient, que nous sachions, à profiter de cette circonstance pour parler à ces sourds ; on se guiderait d'ailleurs, pour mettre fin aux entretiens, sur le sentiment de fatigue qu'ils sembleraient provoquer ou la diminution de l'ouïe, non signalée jusqu'ici, dont ils seraient suivis.

Nous tenions à donner ces diverses indications, afin que le professeur connaisse mieux son élève, ne s'étonne pas de trouver en lui une cause de difficultés pour l'attention et ne voie pas là une contre indication à l'enseignement de la lecture sur les lèvres.

Et pourtant ces troubles subjectifs portent parfois atteinte à l'intelligence chez l'individu prédisposé ; ils ont une influence morale dépressive chez le malade, et ne laissent pas, vu leur ténacité, de provoquer chez le médecin un fâcheux sentiment d'impuissance. Beaucoup semblent penser, en effet, que puisque on est si désarmé en face de simples bruits subjectifs, on l'est bien davantage au sujet de la surdité, particulièrement celle de l'enfance. L'observation a répondu négativement à ces conclusions pessimistes. Parmi les moyens que l'on peut employer contre ces bourdonnements, sans études spéciales, citons les bains de valériane dont nous avons souvent été satisfaits, et qui peuvent remplacer les bains ordinaires de propreté.

PÉDAGOGIE

> « Le sourd-muet n'est complètement rendu à la société que lorsqu'on lui a appris à s'exprimer de vive voix et à lire sur le mouvement des lèvres. »
> (Abbé de l'Épée.)
>
> « Il n'y aura plus de sourds-muets ; il y aura des sourds-parlants. »
> (Rodrigue Pereire.)

Chez l'enfant. — Nous verrons que lorsque la vue manque on arrive à la suppléer par le toucher que développe une instruction spéciale ; l'ouïe aussi prendra sa part dans ce cas à la suppléance. Ainsi que nous le ferons remarquer, il n'est pas jusqu'au palper lingual et à l'odorat que l'aveugle n'utilise et ne développe.

Il n'en a pas toujours été ainsi pour l'enfant sourd ; avant 1880 un seul sens était généralement utilisé pour remplacer l'absent, en France du moins ; c'est le sens que Diderot appelait le plus superficiel. L'étude mentale du sourd-muet nous fera mieux comprendre l'idée philosophique du grand écrivain. Mais déjà nous en induisons ce principe que, autant que possible, il y a lieu de faire intervenir le toucher dans l'éducation de ces infirmes (Arnold). On n'a peut-être pas assez remarqué que c'est un nouvel avantage de la méthode d'articulation de faire intervenir dans la suppléance ce sens qui en était banni avec la méthode des signes.

Ainsi,ce que le sourd ne peut entendre,il cherche à le voir.Or deux systèmes sont employés pour lui rendre la pensée visible :

1° L'un d'eux est l'emploi des signes idéographiques ou de mouvements des mains représentant chaque lettre ; telle est la méthode de l'abbé de l'Épée, qui, forcé par le nombre de ses élèves de négliger l'articulation pour laquelle il avait composé une bonne méthode, employa l'alphabet manuel et la mimique. Cette méthode est restée celle de l'Institut de Paris jusqu'au Congrès de Milan 1880, d'où son nom de méthode française ; on la nomme aussi mimique. Elle comprend l'emploi de divers signes soit naturels, soit conventionnels ou artificiels et de l'écriture.

2° L'autre système repose sur l'articulation et l'étude des mouvements des lèvres ; le terme de paralepse lui convient particulièrement, car il s'agit non pas d'une superfétation grossière destinée à remplacer le langage, mais de l'étude attentive et délicate des mouvements naturels.

La parole en effet se compose de ce qu'on entend : les sons ; et de ce qu'on voit : les mouvements nécessaires à les émettre. Le sourd, qui ne peut profiter du son émis, lequel nous suffit, doit apprendre à se contenter des modifications de la bouche que nous négligeons d'étudier.

On fait remonter cette méthode de la lecture sur les lèvres à Jean de Béverley, archevêque d'York, au VIIe siècle, au bénédictin espagnol Pierre de Ponce (1520-1584), à François-Rodrigue Pereire qui, après avoir appris la parole à sa sœur sourde-muette, se fixa en France en 1734 et s'occupa d'instruire les sourds-muets ; à Amman, 1692, à Heinicke enfin que l'on a opposé à l'abbé de l'Épée bien à tort et qui ouvrit son établissement à Leipsig en 1778. Cette méthode se répandit en Allemagne, où sous le nom de méthode de Heiniche, de méthode mixte ou allemande, elle brilla d'un vif éclat, en Italie enfin où elle mérita plus spécialement le nom de méthode de l'articulation pure et de la parole pure.

Laissant de côté la mimique actuellement abandonnée, il ne nous reste à étudier que la méthode de l'articulation qui se divise en méthode mixte et méthode de la parole pure.

La première met la parole en première ligne comme moyen et but d'enseignement, mais admet le concours du signe et du geste (Houdin). Ainsi lorsque l'enfant arrive à l'institution, on lui apprend à articuler le nom des objets qu'il désigne par les signes plus ou moins appropriés qu'on lui a appris pour indiquer ces objets. En fait on se sert de son premier langage plus ou moins artificiel et rudimentaire pour lui apprendre la signification des mots. Un signe déjà appris désigne le pain ; on le lui fait faire ; puis on lui fait articuler le mot pain ; puis, pour s'assurer de sa mémoire, on lui fait le lendemain articuler le mot pain et répéter le signe indiquant la chose.

Le congrès de Milan a rejeté cette méthode en même temps que celle de la mimique, et le terrain déblayé ne nous laisse plus à étudier que la méthode de la parole pure ; mais cette dernière ne l'emporta pas sans combat sur le système mixte. Tous ne comprenaient pas quel avantage il y avait à se priver d'une ressource qu'on avait sous la main sous forme d'un langage déjà acquis. A quoi M. Hugentobler répondait : « Si un Chinois voulait nous enseigner sa langue par le Chinois sans permettre que nous prononcions un mot de la nôtre et sans en prononcer aucun lui-même, je conviens que cette tentative serait quelque peu insensée ; mais l'enfant sourd-muet à son entrée dans une école ne possède pas une langue et une intelligence toute formée, et il est plutôt à comparer à un tout petit enfant ne parlant point encore. Que fait la mère ? Elle parle à son nourrisson un langage que celui-ci ne comprend pas, et cet enfant apprend mot par mot et finit par comprendre et parler le langage de sa mère. »

Ces quelques mots résument l'esprit de la conduite adoptée dans l'éducation du sourd-muet. On a rejeté la méthode mixte surtout pour cette raison que les enfants ont une grande tendance à employer les signes et les gestes, plus faciles à saisir que le mouvement des lèvres. Aussi ce que nous venons d'en dire n'est que pour mieux faire comprendre ce qu'on entend par la parole pure.

C'est une méthode qui interdit tout signe et ne permet que quelques gestes au début, entendant par là ces mouvements spontanés qui jaillissent sans effort, sans apprêt, de la nature même de l'homme, tandis que le signe est la représentation des objets faite par des mouvements de la main ou des attitudes du corps qui ne procèdent pas spontanément de la nature même de l'homme, mais qui ont quelque chose d'emprunté au dehors et de conventionnel (Guérin). Désormais nous ne parlerons plus que de l'articulation ou parole pure telle que M. Guérin vient de nous la définir (Milan 1880).

Elle présente de grands avantages.

Elle fait participer le sourd-muet à la vie commune, car il est compris de tous, sachant articuler les mots, et il comprend par la lecture sur les lèvres.

Elle développe ses organes respiratoires, diminuant ainsi les chances d'affections graves auxquelles ces infortunés sont particulièrement exposés de ce côté (Itard), et facilitant aussi la circulation que l'on sait considérablement influencée par le fonctionnement ample et régulier de l'inspiration et de l'expiration.

« L'articulation, dit Mme Hull, agit comme préservative contre les maladies de poitrine, la contorsion des épaules et les attitudes disgracieuses si remarquables chez les sourds-muets qui ont été instruits par les signes. »

Elle améliore souvent l'ouïe, quand le sens n'est pas totalement perdu, en sollicitant l'attention de l'enfant sur des bruits qui le laisseraient indifférent si l'étude du mouvement des lèvres ne fixait son attention, ainsi que le son de sa propre voix.

Elle met l'enfant bien plus à même de comprendre le vrai

sens des mots et d'appliquer les règles de syntaxe. « Elle favorise une élaboration plus française de la pensée » (Lambert). « Faite-le parler, disait Manzoni, parce que la parole est le moyen le plus pur, qu'elle va directement à l'esprit, tandis que le signe parle plus aux sens et à la fantaisie qu'à l'intelligence. »

Elle associe, par la notion des vibrations du larynx, de la tête, de l'espace parotidien ou sous-maxillaire, le toucher à la vue pour compléter la suppléance de l'ouïe. Par elle la paralepse s'enrichit donc de l'adjonction d'un sens.

Elle peut être enseignée à tous les sourds-muets, sauf à ceux qui ne pourraient apprendre même la mimique, je veux dire les idiots.

Enfin, dit M. Hugentobler, la parole ne fatigue pas plus le sourd-muet, disons le sourd parlant, qu'elle ne nous fatigue nous-mêmes, surtout quand il y est habitué dès l'enfance.

Ainsi il a fallu tant d'essais divers, tant de dévouements d'hommes et de femmes remarquables pour arriver à adopter la méthode maternelle, celle que toute femme suit avec son enfant ; tant de discussions et de controverses pour rejeter la mimique et la méthode mixte dont on peut vraiment dire, surtout de la dernière, ce qu'on a dit des moyens mnémotechniques : l'art de confier trois faits à la mémoire pour n'en pas oublier un quatrième.

Loin de nous la prétention de faire une œuvre de pédagogie technique; un tel travail n'entre ni dans notre compétence ni dans nos attributions : mais si nous nous intéressons à nos infirmes, comment juger des résultats obtenus dans les écoles où nous les envoyons, alors que nous ne connaissons pas où en est la pédagogie. Depuis que nous nous occupons de ces questions, nous n'avons que trop souvent à déplorer le manque de surveillance qui fait que des établissements réputés sérieux nous envoient après plusieurs années de séjour des enfants plus instruits sur la mimique que sur l'articulation. Or nous avons vu qu'ils devraient ignorer la première et parler couramment. Ces résultats sont absolument déplorables, et c'est à nous, médecins, leurs protecteurs naturels, de protester hautement. Récemment une maîtresse nous faisait cet aveu : autrefois les enfants parlaient toutes par signes, aujourd'hui on veut la parole ; mais si elles comprennent plus ou moins sur les lèvres, nous n'en avons guère que dix sur quatre-vingt qui sachent articuler ; d'ailleurs la maîtresse qui sait leur apprendre cela est sourde elle-même. C'est bien fâcheux ! ajoutait-elle naïvement. — Pour nous initier suffisamment à ce que nous pouvons attendre de l'instruction spéciale, écoutons quelques conseils et appréciations d'hommes compétents sur la méthode nouvelle.

« Alors même, dit M. Vaisse, que le sourd-muet qui a reçu des leçons d'articulation n'arrive pas à parler d'une manière satisfaisante, on trouvera encore un résultat très sérieux dans les leçons d'articulation. Elles lui donnent une grande facilité de s'exprimer par écrit, tandis que tous les partisans de la méthode des signes reconnaissent que le langage mimique nuit à la connaissance pratique de notre langue, sa construction étant différente de celles de nos langues artificielles (1) ». Mais tous les sons peuvent-ils être lus, si j'ose dire, sur les lèvres de l'interlocuteur ? Voici la réponse de M. Arnold, 1880 : « Je puis déclarer en toute sincérité et certitude que, dans le langage, il n'y a aucun son qui ne se manifeste à l'extérieur par quelque changement musculaire. Quelques-uns de ces changements sont peu sensibles et difficiles à saisir ; mais ils sont heureusement associés en général à des sons plus accentués qui les font reconnaître. »

Il semble que l'éducation doit être bien longue. « Pour les enfants au-dessus de six ans, le plus long espace de temps consacré à l'articulation ne dépasse jamais douze mois ; au bout de ce court espace de temps, nous possédons d'un coté et d'autre un moyen parfaitement naturel de communication.

« On s'imagine, dit le même auteur (Mme Hull), que la voix des sourds-muets doit être dure et nullement naturelle. C'est le résultat de la méthode orale mixte dans laquelle

(1) Voir la *Syntaxe du sourd-muet* de M. Goguillot in *Revue internationale*, janvier 1888.

l'enfant préférant les signes néglige l'usage de la parole, ou de la méthode orale pure mal enseignée. C'est la faute du professeur qui devrait corriger les défauts d'articulation de l'enfant, même pendant les récréations. »

Beaucoup de résultats médiocres obtenus par nos professeurs tiennent peut-être en partie à ce que la méthode est récemment adoptée en France et pas encore assez familière aux maîtres qui doivent s'en servir.

Encore quelques lignes empruntées aux Congrès de professeurs, et notre tâche sera bien facilitée : « Pour que le sourd-muet apprenne à penser dans la langue parlée et à s'en servir pour communiquer avec son entourage, il faut toujours le faire commencer par articuler et non pas lui faire écrire le nom de l'objet présenté. »

Aussitôt que l'enfant est arrivé à comprendre le petit langage usuel de son âge, nous devons autant que possible le mettre en frottement avec le monde parlant.

« Si le maître ouvre les lèvres, agite en même temps la roue des bras, la tête, le cou, les épaules, notre élève ne concentrera plus son regard et son attention sur le petit mouvement labial... Alors son œil perd son attention et sa finesse, et bien des mots lui échappent. »

« Chez les élèves bien enseignés d'après la méthode de la parole pure, la parole, la lecture sur les lèvres et l'écriture sont toutes simultanées. On ne permet pas qu'une branche d'étude empiète sur l'autre (Mme Ackers). — Toutefois il n'y a rien de surprenant à ce que le sourd-muet lise sur les lèvres avant d'émettre les sons.

Après trois ans, des enfants d'une école ordinaire suivent sur les lèvres un discours du maître, un sermon s'adressant à tous à la fois. « Non seulement leur propre langue (Mme Ackers), mais aussi les langues étrangères peuvent être acquises avec facilité et nous connaissons des cas où trois langues au moins ont été ainsi apprises. »

D'ailleurs il paraît que, même pour l'entendant, la meilleure méthode de se former à l'accent d'une langue étrangère est de bien regarder les lèvres du maître. « Grâce à mes lunettes à double foyer, disait Franklin, je comprends mieux le français. » Ceux qui, n'ayant passé que très peu de temps à l'école, la quittent déjà lorsque leur éducation est très imparfaite, ont néanmoins le passeport du savoir, c'est-à-dire le langage, sont capables de s'instruire eux-mêmes au moyen des livres. Ils éprouvent une satisfaction vive à s'initier à la littérature de leur pays bien supérieure à ceux élevés par la mimique. Ils pensent en langage parlé, car ils parlent en dormant et ont plaisir à causer, même quand leur langage est incorrect (Magnat). » Ceci est vrai en comparant les sourds-muets parlants aux sourds-muets mimiques; car l'appétit de la lecture, même chez les premiers, est loin d'être aussi développé que chez l'entendant parlant, précisément parce que dès le début il ne connait pas suffisamment la langue. Ces notions courtes, mais suffisantes pour nous, étant acquises de la bouche même des professeurs les plus compétents, nous devons conclure et en arriver à la question vraiment pratique. En présence d'un sourd-muet, que doit faire la mère et que devons-nous lui conseiller?

Il ressort de ce qui vient d'être dit que la mère doit agir avec le jeune sourd comme avec un entendant, ayant seulement bien soin que l'enfant fixe ses lèvres quand elle lui parle. Elle se fera son professeur, et puisque nous avons vu que l'on en est arrivé à préférer à toutes les autres méthodes la méthode maternelle, elle suivra celle que son cœur lui dicte, en visant toutefois moins la quantité des mots appris que la bonne prononciation. Nous savons que les professeurs des sourds ont souvent eu à regretter ces tentatives des parents dont les efforts n'étaient arrivés qu'à apprendre à l'enfant « une voix de tête nasillarde et détestable (Bouvier) ». On comprend qu'il est bien préférable de faire étudier et répéter à l'enfant chaque mot jusqu'à ce qu'on obtienne une voix convenable.

Il faudra de la patience et encore de la patience; mais, ce qui n'est pas moins nécessaire, c'est la confiance dans le succès. Or le succès est certain pour tout enfant sourd-muet non idiot et confié à une mère intelligente, douce et patiente. « Eveiller l'intelligence endormie, dit Mme de Beaulieu, belle mère d'un sourd-muet qu'elle instruisit elle-même par l'articulation, développer les sentiments moraux en dilatant toutes les fibres du cœur, est tout le secret pour fondre la dure enveloppe de ces pauvres êtres que la sévérité exaspère, que la froideur blesse, mais que je n'ai jamais vu résister aux caresses. » Mme de Beaulieu n'avait ni maîtres, ni exemples de succès pour l'encourager. Comment fera-t-elle? « J'employai les moyens les plus vulgaires pour l'initier au mécanisme des divers organes du son ; je lui fis remarquer les contractions différentes des lèvres, dessinant un sourire pour l'*i*, s'arrondissant pour l'*o*, et, pour l'*u*, ébauchant un baiser.

« En introduisant son petit doigt dans ma bouche, je lui faisais apprécier les fonctions des dents se serrant pour arrêter le son ou s'écartant pour le laisser fuir en sifflant, les mouvements si considérables de la langue, tantôt séparant les dents, tantôt frappant le palais, tantôt s'appuyant au mur d'ivoire... J'obtins les syllabes nasales en lui pinçant le nez. Pour la lettre *r* je m'avisai d'un gargarisme... Les syllabes muettes présentèrent de grandes difficultés. Je me souviens que la lettre *l* me demanda plusieurs jours de travail ; j'y tenais beaucoup à cause de sa similitude avec le pronom ; désespérant d'y parvenir, je m'avisai de verser de la crème dans deux soucoupes, et, prenant un chat dont je tolérai la présence sur la table de travail, je le mis devant le liquide affriolant en faisant remarquer à l'enfant sa langue rose. Je lui donnai l'autre soucoupe : la démonstration eut un plein succès. — Les premières contractions de la bouche sont toujours exagérées mais peu à peu l'habitude les rend insensibles ; la voix du sourd-muet garde un caractère enfantin, grêle et monotone. Les progrès furent rapides : mon élève demanda bientôt tout ce dont il avait besoin. » Et elle continue : « Que de bonne heure vos enfants (il s'agit des petits sourds-muets) partagent vos joies, vos labeurs et vos peines ; qu'après une séparation plus ou moins longue, ils ne rentrent pas au foyer domestique étrangers à votre langage, à vos usages, à vos besoins. L'éducation du sourd-muet n'est pas plus difficile que celle des autres enfants ; elle est seulement plus longue. L'impérieux besoin de l'âme humaine de se communiquer à d'autres âmes et la curiosité naturelle à l'enfance sont les deux grandes forces qui poussent le jeune sourd-muet à se mettre en rapport avec ceux qui l'entourent. »

On voit que la méthode est simple, puisqu'il suffit de viser une seule chose : l'enseignement de l'articulation par la lecture sur les lèvres. La difficulté est précisément de refuser tout autre langage à l'enfant qui préférerait des signes plus faciles à saisir. « Permettez-moi, dit M. Tarra au congrès de Milan, de vous rappeler une scène vraiment touchante à laquelle nous avons maintes fois assisté. Le maître parle, l'enfant regarde mais ne comprend pas ; le maître redit la même parole, l'enfant ne comprend pas davantage ; je vois encore d'ici son regard suppliant, qui cherche à attendrir le cœur du maître et qui semble lui dire : faites-moi comprendre. Au fond il demande un signe ; inflexible, parce qu'il est admirablement patient, le maître refuse, joint ses mains immobiles et redit la parole une fois, deux fois, dix fois : l'enfant regarde, regarde encore, regarde toujours, jamais fatigué, jamais découragé parce qu'il veut comprendre, et quand il a enfin deviné l'énigme, un cri de joie s'échappe de ses lèvres : c'est la parole découverte, qu'il va répétant à ses frères d'infortune. » Voilà comment s'accomplissent ces prodiges de lecture intelligente, rapide et sûre auxquels nous avons tous applaudi.

Il n'y aura rien à changer de ce qui se fait avec les autres enfants, et les moustaches ne sont pas un empêchement à cette fine investigation que seul un sourd semble pouvoir acquérir à ce degré, de même que le toucher des aveugles semble dépasser en finesse celui des voyants.

Nous pensons avoir fait comprendre l'esprit de la méthode ; tel est notre but, qui ne nous semble pouvoir être mieux atteint que par la citation des paroles de ses créateurs et de ses adeptes de la première heure. Ajoutons avec Mme de Beaulieu : « Instruisez votre enfant et le plus tôt sera le mieux. »

Peut-être y aurait-il parfois avantage, pour fixer l'attention de l'enfant et exciter chez lui le sens auditif, à suivre le conseil déjà donné de Politzer : « Par un long exercice, dit-il, il semble que la sensation tactile simultanée de la région externe de l'oreille favorise la perception des voyelles et des consonnes. » Ce conseil du savant otologiste de Vienne est d'accord avec ces expériences physiologiques qu'on a récemment beaucoup répétées et qui ont établi que la lumière excitait l'ouïe, que le bruit excitait la vision et augmentait la force musculaire au dynamomètre. Pour généraliser, il semble que toute excitation modérée du système nerveux active les fonctions musculaires ou sensorielles qu'il préside et probablement aussi les fonctions trophiques ou de nutrition.

Ainsi formé de bonne heure au langage, l'enfant pourra être envoyé à l'école maternelle, à l'école primaire avec les enfants de son âge ; pour lui la société des autres enfants est aussi nécessaire qu'aux entendants. Ainsi qu'en Autriche, où l'élève le plus sage regarde comme un honneur de veiller sur l'enfant aveugle, de le conduire en classe et de le ramener chez lui, on veillera à ce qu'un enfant raisonnable et à qui on fera comprendre la confiance qu'on lui témoigne, veille sur le jeune sourd. Point n'est besoin de règlement pour obtenir cela.

Il ne faut pas s'apitoyer ostensiblement sur le sort de ces enfants, mais les occuper, les habituer à l'ordre et à la règle comme les autres, les rendre témoins de la misère des pauvres et leur apprendre à les secourir,

Ce serait un tort de s'illusionner sur le résultat que généralement on obtiendra à l'école publique. Seuls des maîtres, je me trompe, des mères exceptionnelles pourront arriver comme Mme de Beaulieu à faire suivre la classe du village à leur petit sourd. Mais il y apprendra l'ordre, la tenue, quelques travaux tels que le dessin, la couture, la broderie. Il arrivera à l'école spéciale déjà dégrossi et prêt à s'instruire. Tel est au reste le vœu émis par le Congrès de 78 ; toutefois il a bien perdu de son actualité, car on possède actuellement assez d'écoles de sourds-muets et on les y reçoit d'assez bonne heure pour les y envoyer au sortir de la famille ou de l'école maternelle.

En formant le vocabulaire du petit sourd, il est utile d'avoir sous la main les objets qu'on lui apprend à nommer, d'où l'utilité du petit musée pédagogique. Le meilleur est celui que nous offre notre maison, la table (l'assiette, le pain, etc.) ou la nature (l'arbre, le fruit, la fleur).

Voici l'ensemble des décisions du Congrès de Milan concernant l'éducation des sourds-muets : 1° l'âge le plus convenable pour que le sourd-muet soit admis à l'école spéciale est de huit à dix ans ; 2° la durée des études doit être de sept ans au moins et même de huit ; 3° un professeur ne peut enseigner efficacement plus de dix élèves ; 4° les enfants enseignés par la mimique et dont l'éducation est en cours ne seront pas mis en contact avec les nouveaux venus qui seront enseignés par la parole et ne seront point initiés aux signes.

Voici quelques conseils élémentaires de pédagogie pour enseigner l'articulation et la lecture sur les lèvres : se placer en face de l'enfant la figure bien éclairée, prononcer les mots naturellement, sans grimacer ni trop accentuer ; certaines syllabes, comme *au*, *o*, se prononçant avec peu de modifications dans les dispositions des organes vocaux apparents, faire sentir à l'enfant, qui y appliquera la main, les vibrations que l'articulation de ces mots provoque vers le crâne du professeur, dans la dépression sous-auriculaire, au larynx etc.; l'enfant essaye de répéter et, la main appliquée sur sa tête ou son larynx, il est averti de sa mauvaise ou bonne prononciation par l'absence de vibrations ou la similitude de celles qu'il ressent sur lui-même et sur le professeur. L'expérience démontre, dit Arnold (Congrès de Bruxelles, 83), que plus les élèves se servent de leur main en apprenant la parole, plus leurs progrès sont rapides et exacts. Le tact est le sens par lequel la parole du sourd-muet devient sa véritable propriété et non pas un exercice mécanique et aveugle. Parfois, pour faire bien sentir les vibrations de sons où il y a par exemple plusieurs *r*, comme *arrivé*, *arrêt*, le professeur se penche vers la tête de l'enfant et, appliquant son cou sur le vertex, il l'enserre pour ainsi dire la tête entre le menton et la poitrine, et prononce le mot en le faisant vibrer.

Si l'on a compris notre but, on nous pardonnera le décousu de ces quelques lignes où nous avons surtout cherché à mettre en avant les hommes dévoués à la cause des déshérités qui nous occupent. Il serait utile que leurs travaux fussent connus des médecins. On les trouve réunis, dans leurs parties principales du moins, dans le compte rendu des six Congrès de professeurs : de Paris, en 78, où les efforts se sont diffusés sur un grand nombre de points ; de Milan, en 1880, où la méthode de l'articulation pure a été proclamée (ces deux Congrès étaient internationaux), celui de Bordeaux, en 1882 (qui fut national seulement) ; il s'est occupé de questions concernant peu le médecin, telles que le choix des professeurs de sourds-muets, etc. ; enfin le Congrès international de Bruxelles, en 1883, qui clôt la liste des internationaux, a surtout agité les questions de patronage et d'instruction professionnelle ; suivent deux Congrès nationaux : ceux de 1884 et 1835, tenus à Paris.

Bien que ce soit contraire à l'ordre didactique, qu'il nous soit permis de conserver pour la fin la question des exercices préparatoires à l'articulation, agitée dans ces deux derniers Congrès. Nous dirons ensuite un mot des sourds-muets arriérés.

Depuis le commencement de nos études sur les sourds-muets, nos efforts, bien isolés encore, il est vrai, tendent à rencontrer chez quelques femmes suffisamment instruites et intelligentes, des aptitudes les rendant propres à donner, dans la famille même, des leçons d'articulation aux petits sourds-muets... Il y a là une source de progrès considérables et de très sérieuses et faciles économies de temps et d'argent. La famille, instruite par ces professeurs, deviendrait propre à enseigner la parole convenablement elle-même. Chaque année, des prix Montyon sont décernés en faveur de l'exercice illégal de la médecine ; ne seraient-ils pas mieux mérités par des femmes ayant rempli avec succès le rôle que nous leur désirons voir remplir auprès de nos protégés.

Est-ce là une idée nouvelle et qui nous soit propre? Non assurément. Nous remarquerons même, à ce propos, que depuis l'adoption de la parole, les professeurs de sourds-muets se sont franchement occupés de la préparation de l'enfant à l'articulation par la famille elle-même. « J'entends dire, dit M. de Laplace, que l'enseignement de la parole au sein de la famille est impossible. Cependant n'est-ce pas à cet enseignement que nous devons Mlle Dubois, l'institutrice de son frère, Mme de Beaulieu et Mme Ackers, les habiles professeurs de leurs enfants, et Pereire lui-même l'instituteur de sa sœur?— On objectera que ce sont des exceptions. — Tous les parents ont une affection sans égale pour leurs enfants. Cette tâche de leur apprendre à parler sera douce et agréable à leurs cœurs : ni les répugnances, ni les difficultés ne les rebutent. — S'ils ne l'entreprennent point d'ordinaire, c'est qu'ils supposent la chose impossible. »

Bien plus notre désir s'est déjà réalisé ailleurs : car Mlle Dubois, après avoir instruit son frère, rendit les mêmes services dans des familles étrangères : « C'est dans le sein des familles, dit-elle, que nous avons travaillé en donnant des leçons particulières. C'était une heureuse circonstance, car la famille nous aidait beaucoup dans notre patiente et laborieuse tâche. Les bonnes des enfants n'étaient pas les moins zélées ; plusieurs m'ont merveilleusement secondée, dont l'une d'elles ne savait ni lire, ni écrire. »

D'ailleurs la nécessité de professeurs femmes pénétrant dans les familles et y faisant connaître la possibilité des résultats à obtenir et le moyen de les obtenir n'est-elle pas implicitement reconnue dans cet aveu de M. Ladreit de la Charrière : « Notre savant inspecteur général, dit-il, M. Claveau, a eu la joie de constater qu'en France les sourds-muets dépourvus d'instruction sont en bien petit nombre (500), mais moi, qui fréquente beaucoup plus que lui les sourds-muets adultes de la population ouvrière de Paris, je constate que si l'instruction est nulle pour un petit nombre, elle est bien rudimentaire pour beaucoup, et que les résultats n'ont pas répondu aux sacrifices que l'État ou la famille ont dû s'imposer ; cela tient, dans une certaine mesure, à *ce que le terrain a été mal préparé.* »

Maintenant que nous avons quelques notions concernant l'instruction des sourds-muets, nous ferons un pas en arrière.

Mme de Beaulieu nous a indiqué la conduite à tenir vis-à-vis du petit enfant sourd-muet. Nous serons mieux instruits de notre rôle en écoutant comment débutent les professeurs vis-à-vis de l'enfant sourd-muet que nous leur confions. C'est ce que nous apprenons par le travail qu'a publié M. Goguillot en 1883, sur la *Période préparatoire* et par les Congrès de 1884 et 85. « Il est à noter, dit M. Capelli, que le sourd-muet ne s'étant servi de la bouche que pour manger, ne sait pas la mouvoir à la manière d'un parlant. Il ne sait ni contracter ni distendre les lèvres, ni étendre, ni élever, ni pousser, ni retirer, ni contracter la langue comme nous le faisons instinctivement par suite de la longue habitude que nous avons de parler. »

Aussi quand l'enfant arrive à l'institution, il faut le soumettre à une gymnastique progressive, générale d'abord, locale, puis buccale. C'est cette dernière qui forme la période préparatoire à l'articulation. On fait d'abord l'enfant s'asseoir, se lever, se pencher à droite, à gauche, ouvrir son pupitre, le fermer, etc. Ces exercices forment l'esprit à la discipline, assouplissent les muscles et préparent l'œil. On les habitue à percevoir certains mots : mal, sage, paresseux, va, debout, mots facilitant les conversations avec le maître (Dubranle), c'est là ce qu'on appelle la lecture sur les lèvres synthétique, qui consiste à faire lire sur les lèvres un certain nombre de mots courts et faciles, sans les décomposer en leurs éléments, correspondant à des objets usuels et présentant entre eux la plus grande différence possible. Elle satisfait aux exigences des relations jusqu'au jour où elle fait place à la lecture analytique, qui ne reconnaît un mot qu'après en avoir reconnu séparément chaque syllabe.

Certains maîtres (Magnat) rejettent l'emploi de la lecture synthétique et débutent, après la gymnastique générale dont nous avons parlé, par faire respirer l'enfant amplement et en cadence, pour cette raison que les 3/4 des défauts de prononciation doivent être attribués à une respiration défectueuse (Marchio).

Tel est le début de ce qu'on appelle les exercices préparatoires à l'articulation, exercices introduits par Arnold, de Riehen près Bâle, et destinés à mettre l'appareil vocal dans son état normal. On ne saurait en effet songer à produire un son avant d'avoir rétabli le jeu de la soufflerie. Commençons donc par faire respirer le sourd-muet. L'exemple ne suffit pas, il faut faire sentir le souffle expiré et inspiré. Le sourd-muet ne respire pas volontiers par la bouche, il faut le lui apprendre.

La parole d'un élève n'aura de la clarté, de la netteté qu'autant que la force d'expulsion de son souffle aura atteint un degré suffisant pour éteindre une bougie placée à une distance de 40 à 50 centimètres de sa bouche (Magnat). Il faut le faire souffler pour chasser des flocons de duvet, de papier, gonfler des vessies, des ballons de caoutchouc, éteindre des bougies, faire des bulles de savon au chalumeau, excellent exercice qui apprend à émettre le souffle avec parcimonie.

Et, après tout cela, nous n'avons encore rien obtenu. Quelquefois, même, le sourd-muet se décidera difficilement à émettre un son. Dans ces cas il ne faut point avoir recours à la douleur, comme le faisait l'abbé de l'Epée qui serrait fortement le bout du petit doigt pour faire émettre un son. « Alors, dit-il, l'enfant ne sera pas longtemps sans faire sortir quelque son de sa bouche pour se plaindre.»

Donc, ne pas arracher le son, le provoquer; recourir de préférence à l'exclamation et au rire, tendre l'oreille comme pour écouter. La voix provoquée par le rire est toujours plus naturelle que celle provoquée par les plaintes et la douleur. Faire expirer l'enfant, la bouche faisant le moule du son *O*, puis du son *ou* en diminuant l'ouverture, puis passer aux voyelles *é*, *i*, etc. Le faire, pendant ce temps, se regarder dans la glace, placer sa main sur le larynx, sur la tête, au dessous du menton, pour sentir les vibrations dont le siège varie avec chaque son (1).

Dans ces exercices, ne pas employer d'artifices; par exemple ne pas serrer le nez de l'enfant, n'obtenir rien que de naturel. Dès que l'enfant est en état de connaître et d'articuler deux ou trois voyelles et autant de consonnes, on les associe les unes avec les autres et on forme des syllabes. Il serait désirable que des écoles préparatoires, ou maternelles ou Frœbel s'occupassent de préparer l'articulation et de plus des travaux de découpage, collage, piquage, pliage, travaux de terre glaise, dessin linéaire, écriture, gymnastique. Tel est l'avis de M. Hugentobler. Il nous semble que des institutrices spéciales enseignant aux familles à instruire l'enfant seraient d'un secours plus efficace et plus réalisable que ces écoles.

Faut-il réunir les sourds-muets aux entendants parlants? L'expérience démontre, dit Mlle Dabe, que, dans ce cas, les entendants font bande à part, ou bien ils en arrivent à employer les signes avec les sourds-muets. Aussi, continue-t-elle, en dehors de certaines conditions d'âge, de développements intellectuels, de bonne volonté, d'aptitude et de milieu, cette réunion présente des inconvénients sérieux et des avantages problématiques.

Quelques journaux de professeurs de sourds-muets semblent admettre que l'étude de la mimique doit être cultivée avec un goût spécial par le sourd-muet. Ils publient donc des travaux sur la physiognomonie. Il semble qu'il y a là en effet une voie à ouvrir pour l'activité intellectuelle du sourd. Sera-ce une compensation à une infériorité relative? En tous cas nous citerons comme travail à consulter à ce sujet la *Mimique* et la *Physiognomonie* par Piderit, traduit de l'allemand par Girot, chez Alcan. Faisons remarquer que ce sujet demande, pour être bien compris, une grande richesse de figures, ce qui se trouve dans l'ouvrage cité.

(1) Le frère Louis, supérieur des sourds-muets de Nantes, nous a signalé ce fait que l'un de ses élèves, instruit par la parole, vit pendant la mue de la voix, les fruits de l'éducation verbale se perdre en partie. Il y a là, sans doute, un point sur lequel il y a lieu d'appeler l'attention.

De l'instruction professionnelle. — Cette question a été agitée plutôt que résolue au Congrès de Bruxelles Deux courants s'y sont manifestés. Pour les uns, le sourd-muet est un mineur qu'il faut faire travailler pendant sa période d'instruction, puis maintenir et surveiller dans des ateliers spéciaux, telle est l'idée dominante avec des variantes chez les professeurs encore peu rassurés sur les résultats de la méthode orale.

Pour d'autres, au contraire, le travail professionnel n'entre dans l'éducation du sourd-muet que comme dans toute éducation très comprise. « Avec l'enseignement par la parole, est-il possible, dit M. Magnat, d'affirmer que l'éducation industrielle du sourd-muet est nécessairement spéciale. » « Aussi, continue-t-il, l'éducation du sourd-muet doit comprendre le travail manuel: mais il faut, sans l'appliquer à un métier, l'initier aux principes du travail du fer et du bois, branche fondamentale du travail manuel. »

Ce n'est là pour M. Magnat que la mise en pratique d'un principe général d'éducation emprunté à J.-J. Rousseau: « Le grand secret de l'éducation est de faire que les exercices du corps et ceux de l'esprit servent de délassement les uns aux autres;» et M. Magnat ajoute : « Dans notre école, nous n'avons pas d'atelier. Nos élèves font leur apprentissage dans les ateliers de l'industrie privée. Je me hâte de dire que nous n'avons pas assez d'apprentis pour les patrons qui nous en demandent. »

Un sourd-muet instruit par la parole et même connaissant deux langues, M. Nolet de Beauwère, peignait ainsi au Congrès de Bruxelles la situation des sourds-muets : « Le sourd-muet, au sortir de l'institut, cherche une profession. Si un patron l'accepte, ce qui n'arrive que rarement, il a généralement soin de ne lui imposer qu'un travail secondaire et toujours le même : le cordonnier lui donne les raccommodages, le tailleur les vêtements à rapiécer. Les professions qui conviennent le mieux au sourd-muet sont : tailleur, cordonnier, relieur, typographe, jardinier, fleuriste, horticulteur, arboriculteur, boulanger. Pour le sourd-muet aisé, le mieux est le jardinage et le dessin. »

Direction des écoles de sourds-muets. — Il y eut unanimité des professeurs au Congrès de 1878 pour demander que la direction des écoles de sourds-muets passe du ministère de l'intérieur à celui de l'instruction publique. On espérait voir ainsi les méthodes s'améliorer et l'instruction mieux surveillée.

Au Congrès de Bordeaux, MM. Bourse et Guérin, considérant que les écoles de sourds-muets sont non seulement des établissements d'instruction, mais de bienfaisance, et de plus constatant les progrès récemment accomplis en France en demandaient le maintien sous la direction de l'intérieur. En tout cas, répondait très justement M. Hémont, il faudrait des inspecteurs spéciaux pour cet enseignement. Les écoles de Saint-Brieuc et d'Alger qui, en 1882 (rapport de M. Houdin à Bordeaux), en étaient encore à la mimique, semblent venir à l'appui de cette assertion. Que dirait-on s'il était permis dans les écoles primaires, sous prétexte de liberté, de n'enseigner que le patois?

Au Congrès de Bruxelles, M. Claveau faisait ressortir les progrès accomplis : « Actuellement en France, disait-il (1883), 3,000 sourds-muets reçoivent l'instruction. et le relevé récent des professeurs n'indique pas 500 sourds-muets n'en recevant pas (1). »

De l'articulation. — Maintenant que nous avons donné un aperçu des règles à suivre et des résultats à obtenir avec le jeune sourd-muet, nous ne voulons pas passer au chapitre suivant qu'on pourrait intituler de la lecture sur les lèvres, sans dire un mot des défauts de prononciation. A dessein nous avons terminé la partie pédagogique par les règles de la leçon d'articulation. Ces quelques lignes nous montrent le professeur de sourd-muet sous son véritable point de vue ; c'est un professeur d'articulation. Il doit non seulement la créer de toutes pièces, si j'ose dire, mais sans cesse revenir sur son œuvre pour en corriger les défauts, et il remplit cette tâche dans des conditions particulièrement difficiles, tellement difficiles même que des médecins d'instituts de sourds-muets comme le Dr Ed. Four-

Des sourds-muets arriérés, voir le chapitre *Tutelle*.

nier, ont pu écrire, 1868 : « Le sourd-muet de naissance n'apprendra jamais la vraie parole, la parole des entendants. »

Nous n'étudierons pas avec le Dr Giampiétro la possibilité de rétablir la faculté du langage, de l'articulation dans les cas de lésions bilatérales de la 3e circonvolution. Est-il possible, ces lésions existant chez un individu jeune, de faire passer, si j'ose dire, la faculté du langage sous la direction d'autres éléments anatomiques et de mettre la parole sous la dépendance du toucher, de la vue, du sens musculaire ?

Notre but est ici d'appeler l'attention sur ce point que la correction des défauts de prononciation appartient aux professeurs de sourds-muets. M. Goguillot a insisté pour qu'une école normale prépare des élèves déjà munis du titre d'instituteurs au professorat spécial des sourds-muets. Il ne nous appartient pas d'étudier cette proposition; ce que nous avons dit des pitoyables résultats encore obtenus dans des écoles de province semble légitimer une surveillance plus effective. Mais nous voulons appuyer le vœu du rédacteur de la *Revue internationale des sourds-muets* par les considérations suivantes.

Dans les grandes villes existent depuis quelques années des médecins s'occupant exclusivement des affections de l'oreille et du larynx. Or il nous est amené des enfants entendants mais atteints, par bégayement ou autres vices de langage, d'une véritable mutité. Dans ces occasions il nous faut adresser ces enfants à Paris, à quelque institution que le hasard nous fait connaître (et la plupart du temps ils n'y vont pas). D'autre fois ce sont des familles affligées dans leurs enfants atteints de surdi-mutité qui nous demandent conseil. Des professeurs spéciaux, dont quelques-uns femmes, nous rendraient dans ces cas d'immenses services, et prépareraient dans la famille le sourd-muet à l'école, ils pourraient intervenir à temps auprès de l'enfant atteint des défauts graves d'articulation. Ces cas semblent rares pour qui ne s'en est pas occupé particulièrement : il en est ainsi de beaucoup d'autres affections; en réalité ils sont assez fréquents; mais les familles en parlent peu, ne sachant pas qu'il y ait remède au mal. La correction des défauts d'articulation est une tâche qui revient au professeur de sourd-muet parce qu'il n'aura ici qu'à se souvenir de son rôle de professeur spécial : sa tâche se confondra avec celle qu'il remplit auprès du sourd-muet pendant ce que nous avons appelé la période préparatoire à l'articulation : ici, comme tout à l'heure, il faudra ramener à l'ordre une respiration ataxique, diriger l'élève par l'imitation des mouvements des lèvres du maître. Nous n'avons pas à entrer dans les diverses variétés de défauts de prononciation. Nous voulions seulement indiquer quel est, suivant nous, l'ordre d'études auquel se rattache ces affections, car ce sont de véritables affections, à quelle source il est logique de chercher le remède, quelles garanties didactiques nous sommes comme médecins autorisés à exiger des maîtres, quelles ressources immenses ils peuvent nous apporter pour l'enseignement de nos petits déshérités dans la famille. Ce rôle confié à des professeurs spéciaux ne serait pas sans constituer pour eux un appoint sérieux et mérité à leur modique budget, d'où un choix meilleur des maîtres et de meilleurs résultats pour les élèves aussi bien sourds-muets qu'entendants.

Ce serait une illusion en effet de regarder comme facile le traitement des vices de prononciation. Sans pouvoir insister plus longuement, je citerai seulement le passage suivant extrait d'une méthode appuyée sur les principes que nous venons d'établir. « M. Chervin repousse les moyens mécaniques ; il n'a recours ni aux cailloux de Démosthènes, ni à la fourchette de M. Stard, ni à la gymnastique linguale de Mme Leigh, ni à la baleine de M. Malebouche, ni à la gesticulation et à l'isochrone de M. Serres, ni au bride-langue et au multhonome de M. Colombat, ni au cintre de M. Hervez de Chegoin, ni au ratelier artificiel de M. Wutzer, ni aux boules de caoutchouc de M. Morin, ni au pince-nez de M. Guillaume, ni à la cravate de M. Bates, etc. — » Ces quelques lignes tiendront lieu d'historique et montreront que, là comme en beaucoup d'autres choses, la simplicité n'est venue qu'après de longs tâtonnements.

Les médecins font au reste un appel de plus en plus

fréquent à la compétence des professeurs spéciaux, ainsi que nous l'avons déjà dit au sujet des conseils du Dr Trélat, sur la staphylorraphie, et un travail récent sur le même sujet a été fait avec la collaboration du professeur de sourds-muets dont nous appuyons le vœu en ce moment.

Chez l'adulte. — Nous passerons rapidement sur le cas d'adultes dont la surdité datant de l'enfance s'est accrue au point qu'elle est plus tard devenue complète, et que le langage n'a jamais pu se développer normalement. Dans ces cas l'importance du tube acoustique a déjà été signalée plus haut, et l'articulation ainsi que la lecture sur les lèvres seront enseignées comme au sourd-muet, après examen médical spécial comprenant l'examen de l'oreille et du rhino-pharynx.

Nous traiterons particulièrement des cas où la surdité a atteint l'adulte ou même l'enfant, mais après développement complet et acquisition définitive du langage. Ces cas se rencontreront surtout chez l'adulte et le vieillard; il n'y a là au reste que l'exagération d'un état physiologique ; car l'ouïe est un organe dont la finesse diminue normalement beaucoup avec l'âge. Un fait attribué par Politzer aux modifications naturelles survenues dans l'évolution sénile du nerf auditif manifeste cette diminution de l'acuité due à l'âge. « Après la cinquantième année, dit-il, les cas ne sont déjà pas rares où une montre à faible tic tac n'est pas entendue par les os de la tête ; après soixante ans, les cas sont rares où elle est encore entendue. » Les vieillards et même les hommes seulement âgés devenus sourds au point de ne plus entendre la parole forment légions.

Avant même de parler plus explicitement de la lecture sur les lèvres, nous voulons répondre à une objection bien naturelle sans doute et qui n'a que le tort d'être faite à priori et d'être infirmée par les observations. Passe encore, est-on tenté de dire pour la lecture labiale chez le jeune homme ou même chez l'homme de trente-cinq à quarante ans. Chez ce dernier le travail sera sans doute bien long et bien pénible, mais peut-être enfin arrivera-t-il à quelque résultat. Mais l'homme de soixante-cinq à soixante-dix ans n'en saurait profiter.

Nous répondrons que rien ne paraît plus juste que cette objection et l'imperfection du langage usuel contribue à la rendre plausible. Ne dit-on pas : l'œil du peintre, l'oreille du musicien, pour rappeler l'organe qui, chez l'artiste, est la cause, le créateur de ses œuvres, le juge de celle des autres. Et pourtant, ce qui fait l'artiste, ce n'est pas l'organe sensuel plus ou moins parfait, c'est le développement de la partie cérébrale présidant au langage qui fait l'orateur, de celle qui préside à la mémoire des sensations visuelles et à leur idéalisation qui fait le peintre, de celle qui préside à la perception des ondes sonores qui fait le musicien, témoin Beethoven composant quoique devenu sourd et bien d'autres. Combien de fois n'avons-nous pas été frappé de la défectuosité de l'organe de l'ouïe chez des professeurs de musique. Leur oreille était mauvaise, mais leur cerveau jugeait bien les sensations qu'elle lui apportait. De même pour la lecture sur les lèvres; il ne s'agit pas de voir mieux que nous ne voyons tous la bouche de notre interlocuteur; il s'agit de prendre l'habitude de fixer et d'interpréter ses mouvements. C'est ici comme chez l'artiste le cerveau qui élaborera des sensations qui sont perçues par tous mais négligées; et parfois trop négligées, ajouterai-je à l'exemple de Diderot, qui nous indique ce moyen employé par Le Sage pour bien juger les acteurs qui interprétaient ses pièces : se boucher les oreilles et regarder les mouvements des personnages sans être ainsi dérangé de l'interprétation de l'action par le bruit des voix.

De cette explication concluons dores et déja qu'une seule condition est nécessaire et suffisante pour engager de toutes nos forces, et nous ne ferons que notre devoir de médecin, le sourd à prendre des leçons de lecture sur les lèvres, une seule condition : la conservation de l'intelligence et de la vue.

Il semblerait que cet avantage immense, dût-il être acquis par une longue et pénible application, doit être recherché par beaucoup d'adultes sourds et recommandé avec instance dans les traités spéciaux. C'est là encore une illusion. Dans les traités classiques, nous ne trouvons que cette note bien courte dans l'ouvrage d'Urbanstchich : « Récemment Bénédict a vanté l'éducation du sourd-muet pour les adultes devenus sourds. La durée de l'éducation est généralement courte et ne dépasse pas quelques semaines. » Nous ne trouvons rien à ce sujet dans le grand traité de Politzer. Il nous faut aller jusqu'en 1886 pour lire dans les annales des maladies de l'oreille et du larynx un article de M. Dubranle, fort explicite il est vrai et dont nous allons faire une courte analyse. — M. Dubranle fait d'abord observer que le nombre des infirmes de l'ouïe est si considérable que Troelsch a pu écrire dans son traité qu'on est bien près de la vérité en disant que sur cinq personnes il y en au moins une de sourde. D'un autre côté, à l'inverse des avantages que tire la vue du secours de l'opticien, les ressources que prête l'acoustique aux oreilles dont l'audition est altérée sont bien faibles. Lorsqu'une personne fait usage des cornets, les nerfs auditifs d'abord surexcités par les bruits renforcés en traversant ces instruments finissent peu à peu par s'y habituer et par ramener l'ouïe au même degré où elle se trouvait avant leur emploi. Les tympans artificiels sont d'un usage très limité. L'audiophone destiné à transmettre les sons par l'intermédiaire des dents ne vaut pas même le cornet. A ces réflexions nous ajouterons le refus presque constant par les personnes même très sourdes d'un instrument qui signale leur infirmité, comme fait le cornet acoustique.

Suivant M. Dubranle, ces tentatives d'éducation de personnes adultes devenues sourdes remontent à Bonet d'Espagne, 1620, Conrad Amman de Hollande, 1692. Deschamps, en France, 1779, publia un chapitre sur ce sujet, et Schmalz, à Leipzig, en 1841, publia un traité.

M. Dubranle cite des exemples tirés de Rabelais et de divers auteurs. Pour nous ces cas d'adultes lisant sur les lèvres sont loin d'être rares, ce qui se comprend du reste car cette éducation est bien plus facile pour le sourd par accident (nous avons dit ce que nous entendions par cette expression). — En effet le premier élève de M. Dubranle avait trente-cinq ans. « Nous essayâmes d'abord de faire lire des mots, aucun ne fut compris. Voici alors ce que nous résolûmes de faire. Étudier chaque jour un groupe de sons, accoupler ces sons entre eux de manière à composer des syllabes, pour aborder ensuite les mots et les phrases. Nous pouvions dès lors tenir à M. le comte de L. une conversation sur un sujet quelconque. » Un jeune homme de quinze ans apprend en dix leçons à lire sur les lèvres. Ces résultats ont été complets : « si même dans le dernier cas le succès a, par sa rapidité, dépassé notre attente, ce n'est pas seulement à l'âge de M. B. qu'il faut l'attribuer, mais aussi et surtout aux nombreux exercices que nous avons faits sur la lecture des sons et des syllabes sous toutes les formes ; ce qui n'a pas été possible dans la même mesure avec M. de H. et M. de D qui avaient hâte de lire des phrases et nous obligeaient presque malgré nous à converser avec eux. Ces premiers exercices n'ont, il faut bien le dire, rien d'attrayant, mais ils sont d'une importance telle que nous devrons revenir sur la nécessité de familiariser l'œil avec la lecture des syllabes, en formant les rapprochements les plus divers, les combinaisons les plus variées et les plus fantaisistes. » D'autres observations se trouvent dans la *Tribune médicale* du 22 juin 1883.

Et bien, cette ressource considérable est presque absolument délaissée ; elle est si peu connue que maintes fois il nous est arrivé de la proposer, mais nous avons bien vu que notre parole sans écho tombait sur un terrain trop peu préparé. Tous les remèdes qui exigent une souffrance et surtout un effort intellectuels ne sont adoptés que dans des cas très rares si un certain bruit ne s'est fait autour. Que l'on suppose la chirurgie créée d'hier, et déjà arrivée à son développement actuel. Croit-on que les malades accepteront les amputations, les opérations de cataractes, etc ? Non, pas de suite, mais seulement à la longue. De même pour le remède dont il s'agit ; il faut qu'il soit d'abord connu et vanté par les médecins avant d'être adopté par les malades. Nous avons assez de professeurs de sourds-muets pour trouver bientôt les éléments de cette instruction précieuse dont le but est la lecture sur les lèvres.

Non seulement nous trouvons des professeurs compétents,

mais M. le Dr Renaut, de Lyon, va nous montrer dans les lignes suivantes, un dévouement qui nous fait penser à celui des Dubois, des Beaulieu et des Pereire, en même temps qu'il complétera nos notions sur la surdi-mutité par l'étude du seul cas que nous avons omis, et nous l'avons fait à dessein parce qu'il est bien plus rare de le rencontrer chez l'enfant que chez l'adulte. Il avait donc sa place marquée ici.

« Il y a, dit le professeur Renaut, une cause de mutité tout à fait indépendante de la surdité : c'est la destruction primitive des centres corticaux du langage. Dans toutes les écoles de sourds-muets, il existe des enfants privés de la parole par ce procédé et j'en connais au moins un dans celle-ci. Ces individus ne sont nullement privés de l'ouïe, ils entendent bien. Si les centres corticaux de l'audition verbale de la vision et de la mémoire graphique ont été respectés, ils s'instruiront facilement et apprendront à lire et à écrire ; mais ils ne parleront jamais, si, ce qui arrive souvent, en même temps qu'ils sont atteints d'aphasie motrice, ils sont affectés de paralysie des muscles moteurs des mâchoires.

Le plus souvent, les causes de ces lésions corticales sont obscures. Dans les premières années de sa vie, l'enfant a eu des convulsions ; il en est sorti avec une paralysie plus ou moins complète des muscles de la mastication : sa lèvre inférieure pend, il bave, il avale mal, il ne peut parler tandis qu'il apprend à connaître très bien le sens des mots. Certains même ne peuvent écrire, certains autres ne peuvent lire : c'est que les lésions de l'écorce ont porté sur les centres de la vision verbale (d'où cécité verbale, perte du sens des mots écrits) et des mouvements graphiques en même temps que sur celui des mouvements phonétiques, et sur certains noyaux bulbaires, commandant les mouvements de la mâchoire et du pharynx. (*Paralysie labio-glosso-Pharyngée.*)

De semblables lésions, qu'il faut bien savoir reconnaître pour ne pas entreprendre en vain la tâche de ramener l'usage de la parole, qui ne sera point restitué, ne doivent cependant pas faire renoncer à toute tentative d'éducation.

Je vais le montrer plus clairement par un exemple que par une suite de raisonnements physiologiques. Quand j'étais l'interne de mon regretté maître Lorain, le service d'infirmier bénévole était fait, à la salle des hommes de son service de la Pitié, par un jeune garçon de dix-neuf à vingt ans nommé Bich..... — Bich..... était un muet, comprenant tout, lisant, écrivant, mais en revanche incapable de prononcer une seule parole articulée. Et voici son histoire : deux ans et demi auparavant, Bich..... était un jeune apprenti maçon, vif, éveillé, sachant bien lire et écrire. Un jour, il tombe du haut d'un échafaudage sur le sol; on le relève avec des fractures, des plaies contuses, mais vivant encore. Il est porté à l'hôpital où bientôt il est pris de septicémie insuffisante pour le tuer, mais qui détermine chez lui une endocardite végétante. Cette endocardite devient le point de départ d'embolies multiples, de petit volume, qui laissent vivre le malade, mais qui, dans l'écorce cérébrale et dans certaines portions du bulbe rachidien, vont déterminer une série de points de ramollissement. Et, à l'issue de sa maladie, ce jeune homme a la mâchoire pendante, peut à peine avaler, on est obligé de le nourrir avec la sonde œsophagienne; il ne parle plus, il a oublié la valeur des mots, celle des signes de l'écriture; entre temps il a des accès d'épilepsie absolument typiques. Bich..... est devenu un *muet-entendant*, car il a conservé le sens de l'ouïe intact : mais il est véritablement un *sourd-verbal aphasique ;* il est atteint aussi de *cécité verbale* et *d'agraphie*: c'est un sourd cérébral d'un genre tout nouveau. Heureusement pour lui, dans l'homme qui le nourrit à l'aide d'une sonde, il a trouvé lui aussi un instituteur.....

Cet instituteur, Mr M..... est un homme instruit et un homme de cœur. Immobilisé dans un hôpital par une ataxie locomotrice, il s'intéresse à son jeune malade, à cet adolescent qui déjà sans son secours serait mort de faim. Il veut faire plus, et, sans savoir un mot des localisations cérébrales, il puise dans son dévouement une série d'idées très nouvelles qu'il applique et qu'il mène à bien. Ce jeune homme est un muet? mais il entend ! — rapprenons-lui la valeur des mots. Il ne sait plus lire? — rapprenons-lui la valeur des lettres. Et à force de patience, de longueur de temps, de tentatives vaines indéfiniment réitérées, le vieux maître infirme réussit! — Bich..... à mon arrivée dans le service, savait de nouveau lire, écrire, et comprenait tout ce qu'on lui disait, bien qu'il fût demeuré muet comme la statue d'Harpocrate.

Certes...., c'est une touchante histoire que celle de ce vieux maître d'école et de cet enfant, mais c'est surtout une histoire instructive. Car ce que l'instituteur ne savait pas, nous le savons, nous : il existe tout un ensemble de suppléances cérébrales que, dans des cas analogues, il faut savoir cultiver.

L'on n'ignore plus maintenant que, la raison pour laquelle les lésions de la face latérale gauche du cerveau emportent avec elles la perte des facultés du langage, c'est que l'homme est un gaucher cérébral, et que presque tous ses actes psycho-moteurs ont pour organe son hémisphère gauche, qui commande aussi les mouvements de sa main droite. Mais l'hémisphère symétrique, l'hémisphère droit, est susceptible lui aussi d'éducation. Et si l'on cultive son activité, il a, comme le gauche, des centres corticaux capables de devenir des aires où viendront s'accumuler les diverses mémoires : verbale, graphique, visuelle, graphique motrice, phonétique, à la condition qu'on reprenne les choses par le commencement, et qu'on traite ce cerveau droit en enfant qu'il est. Alors l'hémisphère, laissé sans culture pendant l'éducation originelle, se développera à son tour par une nouvelle et tardive éducation. Il apprendra, lui aussi, à entendre la parole humaine, il apprendra à lire, à écrire. Il apprend même à parler chez l'aphasique ordinaire. Mais si, comme chez Bich... et l'enfant que je connais ici, les noyaux du bulbe commandant directement les muscles nécessaires à l'acte de la phonation sont intéressés, il faut naturellement renoncer à restituer la parole, comme on renoncerait à restituer ses mouvements à un membre dont le nerf moteur aurait été coupé. »

La citation que nous venons d'emprunter à l'éminent clinicien de Lyon est une véritable fortune pour nous, car elle résume d'une façon attrayante toute la question de l'aphasie au point de vue qui nous concerne. Elle nous fait voir en même temps combien le sujet de nos études intéresse directement le médecin praticien et le philantrope.

L. Couétoux.

LÉGISLATION

Par M. THOMAS, avocat

Les progrès immenses qu'a réalisés depuis un siècle l'éducation des sourds-muets ont entraîné un changement absolu dans leur situation civile. Les travaux de John Wallis, de Ponce, d'Amman, au commencement du siècle dernier les découvertes de l'abbé de l'Épée, de l'abbé Sicard et de tant d'autres bienfaiteurs, les méthodes pédagogiques adoptées au Congrès de Milan, ont mis ces infortunés à même de vivre de la vie de tout le monde, de pouvoir exprimer leurs pensées et comprendre celles des autres, les ont sortis enfin de l'isolement moral auquel les condamnait leur infirmité.

Bien plus, tandis qu'autrefois, tout acte, même le plus élémentaire, de la vie civile ne leur était pas permis, aujourd'hui ; au contraire, ils peuvent aussi bien que n'importe qui s'occuper eux-mêmes de leurs propres affaires, contracter des obligations et disposer de leur patrimoine, sans que leur imperfection physique y soit un obstacle.

Toute différente était leur situation ancienne. A Rome, ils n'étaient nullement considérés comme des personnes douées d'intelligence. Sous le plus vieux droit romain, sous le règne de la loi des XII Tables, il ne paraît pas qu'on se soit occupé des sourds-muets. Plus tard seulement les préteurs organisèrent en leur faveur un système de protection, et, les assimilant aux fous, décidèrent qu'un curateur agirait pour eux : « Sed et furiosi, et surdi et muti, et qui perpetuo morbo laborant, curatores dandi sunt. » Et le curateur qui était nommé au sourd-muet n'était point un simple conseil chargé de l'assister, comme l'est aujourd'hui notre conseil judiciaire, mais avait l'administration personnelle et complète de tous les biens de son pupille. Les Romains annihilaient donc absolument la personnalité du sourd-muet, le considéraient comme non-existant : « Si talis est... quod neque scribere neque articulate loqui potest, mortuo similis est. » (Loi Jubernus.)

Ces principes se perpétuèrent au moyen âge, et rien ne fut modifié dans l'état des sourds-muets : incapables d'exprimer un consentement valable, aussi bien que d'apprécier les avantages et les inconvénients d'un contrat quelconque, ils étaient frappés dans leur existence civile : « Quoique la nature ait fait paraître, dit Ricard, quelques prodiges dans des particuliers qui avaient apporté cette disgrâce en naissant, de les rendre excellents dans la peinture ou dans quelque autre art difficile à concevoir, néanmoins on n'en a point vu jusqu'à présent qui aient pu se rendre capables de témoigner leurs sentiments par écrit, parce que, pour y parvenir, il est nécessaire d'avoir des notions qui supposent la science de la langue, et qui ne peuvent se communiquer que par le discours ou par l'ouïe, et, quoi qu'il en soit, il est impossible qu'ils aient connaissance des lois et qu'ils soient suffisamment instruits dans la vie civile pour être capables de la disposition de leurs biens. »

Pothier partage de tous points l'opinion de Ricard : « Un sourd-muet qui ne sait pas écrire, dit-il (*Des donations*), ne peut donner des signes certains de sa volonté ; d'où il suit qu'il est dans le cas de l'interdiction.... » Enfin l'ordonnance de 1735 consacre cette théorie : « Déclarons pareillement nulles toutes dispositions qui ne seraient faites que par signes, encore qu'elles eussent été rédigées par écrit sur le fondement desdits signes. » (Ord. 1735. art. II.)

Mais cet état de choses ne pouvait être maintenu par les rédacteurs du Code. Ce qui était vrai autrefois ne l'était plus au commencement du siècle. Il est évident que les sourds-muets n'en étaient pas encore arrivés au point qu'ils on atteint aujourd'hui ; mais une révolution ne s'en était pas moins produite dans leur état. Déjà bien des sourds-muets, s'ils ne parlaient pas encore, écrivaient ou se faisaient comprendre par le langage des signes. Anssi, loin de consacrer le principe de leur incapacité, reconnu par l'ancien droit, les législateurs de l'an XII, en gardant à leur sujet un silence presque absolu établirent-ils au contraire le principe de la capacité des sourds-muets.

Les incapacités sont de droit strict et ne se suppléent pas; ce sont de véritables exceptions qu'on ne saurait étendre d'un cas prévu à un cas purement hypothéthique. Le Code ne fait point de restriction à la capacité des sourds-muets; tout au plus organise-t-il en leur faveur (article 936) une mesure de protection, mais cette mesure n'attaque point leur capacité en elle-même et ne permet pas de les sortir du droit commun.

Toutefois la jurisprudence paraît avoir pendant quelques années flotté incertaine entre les anciennes théories et les nouvelles. Il semble que pendant quelque temps les tribunaux aient eu peine à se soumettre au système du Code civil et à admettre la capacité des sourds-muets. Plusieurs arrêts ont été rendus contre eux, notamment un arrêt de la cour de Liège, du 12 mai 1809, déclarant formellement « que le surdi-mutisme de naissance rend inhabile à donner un consentement valable à une convention quelconque. »

Mais depuis longtemps déjà la cour de cassation s'est prononcée. Un arrêt du 30 janvier 1844, qui domine toute cette matière, s'il ne tranche pas toutes les questions qui peuvent se présenter, du moins permet, en exprimant une idée générale au sujet d'un cas particulier, de poser des principes presque absolus.

Cet arrêt, largement motivé, considère que les procédés d'enseignement si heureusement appliqués à l'instruction des sourds-muets ne permettent plus de les déclarer, comme le faisait le droit romain, dépourvus de l'intelligence nécessaire à la gestion de leurs affaires, mais que manifestement ils leur permettent d'acquérir « un degré supérieur d'instruction et de parvenir au plus complet développement de leurs facultés intellectuelles. Que dans ces conditions il serait impossible de leur contester la capacité d'apporter dans les transactions où ils sont parties un consentement libre, volontaire et suffisamment éclairé. »

La loi elle-même concède bien cette capacité au sourd-muet, puisque, malgré les observations qui ont été faites sur ce point lors de la discussion du Code, elle l'a reconnu capable d'exprimer un consentement suffisant pour valider son mariage. « Et, dit Paul Pont dans un commentaire de cet arrêt, déclarer le sourd-muet capable en ce qui concerne le mariage, c'est-à-dire, le plus important des contrats, c'était par cela même proclamer sa capacité pour tous les autres actes de la vie civile. »

Il ne faut point, dit encore l'arrêt, confondre le consentement lui-même avec le mode sous lequel il est manifesté ; la loi ne dit point comment doit être exprimé le consentement, l'essentiel est qu'il le soit, et d'ailleurs elle admet formellement le langage des signes comme expression fidèle de la volonté, puisqu'elle déclare, au Code d'instruction criminelle, que lorsqu'un sourd-muet comparaîtra comme témoin, ses signes seront traduits au tribunal, et « on lui nommera comme interprète la personne qui a le plus d'habitude de converser avec lui. »

Tels sont les motifs sur lesquels se fonde la Cour suprême pour consacrer la capacité des sourds-muets. On pourrait ajouter qu'au moment de la discussion du Code, un article avait été proposé, établissant la façon dont les sourds-muets pourraient manifester leur consentement : c'était bien leur reconnaître la faculté de consentir. Mais cet article ne fut jamais qu'un projet, et, devançant ainsi tacitement la jurisprudence établie en 1844, les rédacteurs du Code laissèrent à ce sujet toute appréciation aux tribunaux.

Il suffit donc que les sourds-muets puissent manifester clairement leur volonté, soit par le langage des signes, soit par l'écriture, soit par cette parole imparfaite et en quelque sorte artificielle que leur donne l'éducation actuelle, pour jouir d'une capacité civile complète.

Le surdi-mutisme n'est donc même pas, ainsi qu'on pourrait

le croire, une cause suffisante pour provoquer la nomination d'un Conseil judiciaire, mesure cependant bien plus douce que l'ancienne curatelle d'autrefois. Évidemment il peut être nommé un Conseil judiciaire à un sourd-muet, c'est parce que, comme il pourrait être de toute autre personne, on le considère comme incapable de gérer ses affaires, soit parce qu'il est prodigue, soit parce qu'il est inintelligent ou peu soucieux de ses intérêts. La nomination d'un Conseil judiciaire est d'ailleurs une mesure dont l'opportunité est laissée tout entière à la libre appréciation des tribunaux.

Un système de protection plus doux a été organisé en leur faveur. Les tribunaux peuvent nommer un Conseil pour aider et assister un sourd-muet pendant le cours d'une instance où il est engagé, lorsqu'ils ne le croient pas capable de se défendre seul, et spécialement lorsqu'il se trouve en opposition d'intérêts avec la personne sous l'influence naturelle de laquelle il se trouve. Il a été jugé que ce Conseil n'est point tenu, lorsque ses fonctions n'ont pas eu pour point de départ l'origine du procès, de suivre la direction qui a été déjà donnée, et peut sans outrepasser son pouvoir, changer du tout au tout la marche de l'action. Mais ce Conseil est donné au sourd-muet uniquement pour le procès où il est partie, et à la fin duquel cesse sa mission. Les fonctions ne comportent nullement l'administration des autres biens : c'est un Conseil adlitem et non un curateur. Le sourd-muet n'en reste pas moins libre d'administrer sa fortune comme bon lui semble, il est capable. Il peut disposer de ce qu'il possède, et disposer aussi bien à titre gratuit qu'à titre onéreux.

Il peut disposer à titre onéreux, c'est-à-dire contracter toutes les obligations qui comportent quelque chose en retour de ce que l'on donne. D'où l'on peut conclure que rien ne s'oppose à ce qu'un sourd-muet fasse le commerce, s'il est toutefois dans les conditions voulues par le droit commun. Des exemples s'en présentent d'ailleurs tous les jours. On peut conclure aussi que le sourd-muet peut donner une quittance valable d'une somme reçue.

Rien n'empêchera donc le sourd-muet de remplir toutes les formalités de la vie juridique, de former tous les contrats, pourvu, bien entendu, qu'il puisse manifester clairement sa volonté. Ceci est sans difficulté lorsque le sourd-muet a reçu l'éducation actuelle. Mais lorsqu'il est absolument illettré, sans instruction aucune, la validité de son engagement dépendra des circonstances et les tribunaux auront un pouvoir absolu pour juger s'il a consenti en connaissance de cause et a pu valablement exprimer ce consentement.

La Cour d'appel de Riom, appelée en 1879, à se prononcer sur un cas tout exceptionnel, a même été bien plus loin : une sourde-muette aveugle avait donné une propriété à ferme, et d'après une clause du bail, son fils ou elle-même pouvait donner quittance des termes de fermage. Pendant les cinq premières années le fils donna quittance, mais il fit une longue absence, et le fermier refusa de payer directement à la mère, alléguant que ses infirmités la rendaient incapable, et exigeant une quittance authentique. Refusant ces conditions, la bailleresse fit saisir le cheptel qui garnissait les lieux loués et, sur la poursuite qui suivit, d'abord en première instance, puis en appel, la Cour, se prononçant en sa faveur décida « qu'une personne sourde-muette ou aveugle n'est pas incapable de contracter, pourvu qu'elle ait la jouissance de ses facultés intellectuelles, et qu'elle puisse, malgré ses infirmités, manifester clairement et librement sa volonté, Que spécialement elle peut valablement recevoir paiement et donner quittance, alors qu'elle peut se rendre un compte exact des sommes qui lui sont remises, et tracer nettement, non-seulement sa signature, mais aussi les caractères d'une énonciation d'une certaine étendue. »

Il ne peut donc s'élever de grandes contestations au point de vue des actes à titre onéreux, des contrats synallagmatiques. Mais s'il s'agit d'actes de disposition gratuite, la question devient plus délicate, et avant d'arriver à la situation nette ,d'aujourd'hui, bien des controverses se sont élevées entre les auteurs.

Ces controverses sont fondées sur l'article 936 du Code

Civil ainsi conçu : « Le sourd-muet qui saura écrire pourra « accepter lui-même ou par un fondé de pouvoirs. — S'il ne « sait pas écrire, l'acceptation doit être faite par un curateur « nommé à cet effet, suivant les règles établies au titre de la « minorité, de la tutelle et de l'émancipation. »

Cet article s'applique aux dispositions entre vifs : la donation, en effet, seul mode de disposer entre vifs, exige certaines formes solennelles : elle doit être faite en la présence effective d'un notaire et de témoins, ou de deux notaires (Loi de 1844), et de plus être acceptée par le donataire, soit par le même acte soit par un acte séparé. D'après l'article 936, la donation faite à un sourd-muet est donc valable, et le Code ne fait qu'indiquer les formes de l'acceptation pour protéger les sourds-muets contre les donations onéreuses. Il va sans dire que le non accomplissement de ces formalités ne saurait être une cause d'annulation de la donation : tel est l'avis de MM. Aubry et Rau. Si la donation était acceptée illégalement, cette irrégularité ne saurait être invoquée que par le sourd-muet lui-même qui pourrait demander l'annulation de son acceptation en prouvant que, lorsqu'elle est intervenue, il ne connaissait pas les charges qui grevaient la donation.

Mais certains auteurs, et parmi eux MM. Merlin, Marcadé, Grenier, Poujol, ont pensé que la loi, ne permettant pas au sourd-muet illettré d'accepter une donation, de s'enrichir, ne saurait à plus forte raison lui permettre de s'appauvrir, de faire lui-même une donation. Quelques-uns même allaient jusqu'à refuser le droit de disposer entre vifs au sourd-muet sachant écrire.

D'autres, au contraire, déclarant avec raison que l'article 936 organise non une incapacité mais une mesure de protection, ont conclu à la capacité de disposer entre vifs des sourds-muets, pourvu toutefois que, même illettrés, ils puissent se mettre en communication avec le notaire et les témoins. M. Vazeille, seul entre tous, a exprimé cette opinion avant 1844 et, depuis, MM. Demolombe et Paul Pont.

Ces discussions n'ont plus aujourd'hui qu'un intérêt historique, car la Cour de Cassation, après s'être prononcée d'une façon précise le 30 janvier 1844, a confirmé son premier jugement par un nouvel arrêt du 17 Décembre 1878.

Elle a même été beaucoup plus loin, car dans l'espèce qui lui était proposée, la sourde-muette donatrice était non seulement illettrée, mais ne connaissait même pas les signes conventionnels dont se servent habituellement les sourds-muets. Les motifs sur lesquels est fondé l'arrêt de la Cour d'appel de Limoges, confirmé par la Cour de Cassation, sont d'ailleurs assez curieux :

« Considérant que le contrat lui-même contient le procès-« verbal de ce qui s'est passé et qu'il en résulte clairement « que la donatrice a positivement indiqué, en montrant le lit « où couchait habituellement son petit neveu, alors absent, « la personne qu'elle voulait gratifier ; — qu'elle a aussi fait « connaître, en montrant le bras dont elle ne peut plus se « servir par suite de mauvais traitements, qu'elle entendait « absolument déshériter ses parents Degest qui l'avaient « frappée.

« Considérant que pour s'assurer que la sourde-muette « comprenait l'importance et le caractère de l'acte qu'elle allait « accomplir, et qui la dépouillait irrévocablement, il lui fit « comprendre, à l'aide des personnes qui l'assistaient, que le « donataire pourrait vendre les biens et avoir de l'argent avec « ce qu'il allait recevoir, et qu'elle fit un signe non équivoque « de consentement.

« Qu'après avoir constaté la volonté de donner et de don-« ner irrévocablement, le notaire, pour ne pas laisser le plus « léger doute, conduisit sa cliente sur le terrain même, afin « qu'elle lui désignât les héritages qui lui appartenaient et qui « devaient faire l'objet de la donation.

« Que Marie Degest comprit parfaitement ce qu'on lui « demandait : qu'elle mena le notaire devant la grange, sur « la terre de Gervelle, sur celle de la Côte et sur le pré de « Naud ; qu'elle indiqua les limites des parcelles en posant « le pied sur les bornes ; qu'elle fit ensuite de la main le geste « d'écrire...

« Qu'après des constatations aussi claires et recueillies par

« un notaire éclairé, honorable et scrupuleux, il faut reconnaître que Marie Degest a voulu donner et a donné irrévocablement à Stanislas Maurice; que son consentement au contrat a été libre, réfléchi et parfait. »

Cette dernière décision fixe donc la jurisprudence au point de vue des dispositions entre vifs : la capacité des sourds-muets, du moment qu'ils peuvent se faire comprendre, ne saurait être mise en doute. Mais en est-il de même en ce qui concerne le testament?

Il est important de remarquer tout d'abord que le Code ne distingue pas entre la capacité de disposer entre vifs et la capacité de disposer par testament. Les mêmes règles sont posées et sont applicables, qu'il s'agisse de l'une ou de l'autre capacité. Il est donc évident que, du moment que le sourd-muet peut valablement faire une donation, il peut également faire un testament public, qui est soumis aux mêmes formes.

Cependant certaines formes de testament ne seront pas permises au sourd-muet illettré. La loi reconnait, en effet, en dehors du testament authentique ou public, c'est-à-dire fait devant notaire, deux autres formes de testament : le testament olographe, écrit, daté et signé par le testateur, et le testament mystique, qui doit lui aussi, lorsque le testateur ne peut parler, être tout entier de son écriture (article 979 Code Civil). Ces deux formes de testament ne pourront pas plus être employées par un sourd-muet illettré que par une autre personne ne sachant pas écrire, mais c'est parce qu'il est illettré et non parce qu'il est sourd-muet.

Un arrêt de la Cour de Colmar (17 janvier 1825) exigeait, pour que le testament olographe du sourd-muet fut valable, que non seulement il fut écrit par lui, mais qu'il fut prouvé que le sourd-muet était capable de comprendre ce qu'il écrivait. Cette théorie, battue d'ailleurs en brèche par presque tous les auteurs, ne saurait être suivie, car elle établit, avec une rigueur arbitraire, une présomption d'imbécillité contre les sourds-muets.

Il faut au contraire admettre, et c'est là l'opinion reçue, que le sourd-muet qui sait écrire est aussi bien que n'importe qui censé comprendre ce qu'il écrit— et que, lorsqu'il est illettré, l'acte qu'il accomplit est valable, du moment qu'il exprime clairement sa volonté. Il semble difficile aujourd'hui, après les grand progrès de leur éducation, de trouver des sourds-muets qui n'en soient pas capables. — Cette solution, qui n'est qu'une application des principes de l'arrêt du 30 janvier 1844, est exacte, qu'il s'agisse de contrats à titre gratuit ou de contrats à titre onéreux, et l'on peut poser en règle générale que les sourds-muets ont la jouissance et l'exercice de leurs droits civils (1).

Mais il est d'autres droits qu'on a contestés aux sourds-muets: on a dit qu'ils ne jouissaient pas de leurs droits politiques. Sur cette question, il est bien difficile de poser des principes absolus, embrassant tous les cas qui peuvent se présenter. Les sourds-muets sont citoyens français et ne doivent pas, à cause de leur infirmité, être mis au ban de la société politique: on ne saurait leur refuser la jouissance du droit de vote. La chose a d'ailleurs été jugée, il y a bien longtemps, par la Cour de Cassation: ils peuvent et doivent être inscrits sur les listes électorales.

Mais dans quelle mesure peuvent-ils exercer ce droit? Quand devra-t-on forcément considérer leur vote comme valable? La question est très délicate, et le bureau électoral qui doit juger, non de la capacité légale, mais de la capacité de fait des votants, serait compétent pour statuer. Il a été posé au bureau électoral deux règles, en quelque sorte deux limi-

(1) Différents arrêts, de 1810 et 1855 notamment, leur refusaient la capacité de tester en la forme authentique; mais depuis un arrêt plus récent, la jurisprudence semble s'être modifiée et avoir rendu le testament public possible au sourd-muet, tout au moins au sourd-muet qui peut prendre lecture de son testament. En effet, l'article 972 du Code civil, qui motivait l'ancienne jurisprudence, exige à peine de nullité que mention soit faite par le notaire que le testament a été lu en présence du testateur et de ses témoins. — La majorité des auteurs, considérant cette lecture comme non existante pour celui qui ne l'entendait pas, refusait, comme la jurisprudence, aux sourds-muets et aux sourds, la possibilité de faire un testament public. Mais la Cour de cassation (14 février 1872), après la Cour d'appel d'Aix et le Tribunal de Marseille, s'est prononcée en sens contraire en disant que, lorsque le testateur ne peut en entendre la lecture, il suffit pour que le testament soit valable, qu'il en ait pris lui-même connaissance, après la lecture faite aux témoins, et qu'il ait assuré que c'était bien là l'expression de sa volonté. Le sourd-muet et le sourd, lorsqu'ils savent lire, peuvent donc faire un testament authentique.

tes. Le vote d'un sourd-muet peut être refusé lorsque son bulletin n'a pas été écrit par lui. Au contraire, et c'est là une décision de la Chambre des Députés, au sujet de l'invalidation de l'élection de M. Draust (Décembre 1851), le bureau électoral est tenu d'accepter le vote d'un sourd-muet qui écrit son bulletin sur le bureau, qui prête serment par écrit et le signe.

Il est évident que ces décisions ont été prises dans des cas spéciaux, et qu'on ne peut les considérer comme générales. Il est donc impossible de poser des règles précises et toujours la valeur du vote d'un sourd-muet dépendra de circonstances de fait, qu'il appartient au bureau électoral d'apprécier.

La conclusion qui ressort d'elle-même, c'est que la situation civile des sourds-muets aujourd'hui est absolument opposée à celle d'autrefois : ils ne sont frappés par la loi d'aucune incapacité, ils ont et la jouissance, et, à de rares exceptions près, l'exercice de tous leurs droits, civils et politiques. Il n'est que juste en effet qu'on ne les considère plus comme dénués d'intelligence ainsi qu'on le faisait autrefois. Aussi ne peut-on qu'approuver le revirement complet survenu dans leur situation civile. Ce revirement dans le droit n'est d'ailleurs que le corollaire forcé des progrès de leur enseignement : on ne peut pas traiter civilement les sourds-muets autrement que les personnes qui entendent et qui parlent, lorsque la science en a fait des hommes comme les autres, capables de comprendre et de s'exprimer.

DE LA TUTELLE DES SOURDS-MUETS

S'il est démontré que le sourd-muet n'a que faire de la tutelle trop sévère sous laquelle le tenait la loi romaine même après sa majorité, il n'en est pas moins vrai qu'il a plus besoin que l'entendant de trouver dans la société des tuteurs qui lui facilitent l'accès de l'instruction et d'une profession, les secours en cas de chômage ou d'infirmités.

Nous allons donc passer rapidement en revue quels sont, vis-à-vis du sourd-muet, les devoirs de la commune ou du département où se trouve son domicile de secours, les conditions que doit remplir une bonne institution, au point de vue intellectuel et professionnel, ce que sont pour lui (ou ce que devraient être) les associations de secours existantes ou à créer.

« L'Assistance que réclament les sourds-muets, pour obtenir une instruction qui seule peut les introduire à la vie sociale, morale et religieuse, cette assistance, qui est un devoir impérieux pour l'administration publique, n'est pas cependant pour cela une charge qui doive retomber tout entière à la charge de l'Etat. Elle est aussi, parmi nous, une dépense départementale et une dépense communale, d'après les principes qui régissent en France la comptabilité administrative. Car elle peut-être assimilée, pour les départements, à l'entretien des enfants trouvés, des aliénés, des prisonniers, etc. ; et, pour les communes, aux écoles, aux hospices. L'Etat aura rempli ce qui lui est imposé en créant et maintenant des institutions normales, où l'art se conserve et se perfectionne, en y formant des élèves (maîtres) qui puissent se consacrer à l'enseignement. Il faut ensuite, dans les provinces, des institutions secondaires, réparties sur une certaine étendue du territoire. Les départements et les principales villes, compris dans la circonscription, y entretiendraient un nombre de bourses déterminé ; le prix de la pension acquitté par l'élève en état de payer achèverait de subvenir aux frais de ces établissements (1). »

Tel est le plan d'organisation que traçait, en 1827, M. de Gérando, s'inspirant d'un projet élaboré au comité de secours public de la Convention (2). Ce plan reste encore à exécuter. Certes l'Etat s'est imposé de généreux sacrifices et beaucoup de départements l'ont suivi dans cette voie. Les crédits affectés à l'entretien de sourds-muets dans des écoles spé-

(1) De Gérando, *De l'éducation des sourds-muets de naissance*, 2e vol., p. 661.
(2) V. *La Révolution et les sourds-muets*, par L. Goguillot.

ciales sont beaucoup plus élevés qu'ils ne l'étaient au temps de De Gérando et le nombre de jeunes sourds-muets non admis au bénéfice de l'instruction a singulièrement diminué. Un certain nombre de conseils généraux n'admettent d'autre limite aux crédits alloués que celle des besoins signalés. Malheureusement ce n'est pas le plus grand nombre. Il est à désirer que tous prennent cette règle pour base et que toute demande d'élève se réclamant des secours du Conseil général de son département, si l'indigence de sa famille est démontrée, reçoive satisfaction. Enfin il faut provoquer ces demandes et s'assurer que tous les sourds-muets reçoivent l'instruction à laquelle ils ont droit.

Mais supposons ce point acquis. Admettons que tout sourd-muet en âge de scolarité puisse être envoyé dans une école spéciale. Que devra être cette école? Toutes celles qui existent en France remplissent-elles les conditions essentielles à exiger et sont-elles à même de légitimer les sacrifices consentis par les conseils généraux ou les familles qui leur confient des élèves? Nous craignons bien que non. Et, ici, nous ne voulons pas établir de parallèle entre les institutions congréganistes et les écoles laïques. Les mêmes desiderata peuvent se produire dans les unes comme dans les autres et les observations que nous allons faire se rapportent aussi bien à celles-ci qu'à celles-là. Fussent-elles toutes munies d'un personnel exceptionnellement doué au point de vue des connaissances générales et du dévouement, il est une lacune importante qui les empêchera toujours d'atteindre le maximum de progrès qu'elles devraient pouvoir réaliser : c'est le manque de lien entre elles. Non qu'il y ait rivalité ou concurrence déloyale; mais parce qu'il n'y a pas concours de connaissances acquises et propagées.

Ceci demande à être expliqué en quelques lignes.

Pour obtenir des résultats aussi bons que possible, il faut :

1° Que le recrutement des maîtres chargés de les préparer soit fait intelligemment, ce que nous considérons comme acquis, si l'on veut;

2° Que ces maîtres soient mis en demeure de s'assimiler

toutes ou, du moins, les meilleures œuvres produites par leurs devanciers;

3° Qu'ils puissent être mis régulièrement au courant des progrès accomplis ou, simplement, des expériences tentées dans les écoles du même pays ou de l'étranger;

4° Que la vulgarisation des connaissances acquises par les maîtres ainsi informés soit favorisée;

5° Qu'un comité supérieur composé en majeure partie de maîtres connaissant la pratique de l'enseignement soit chargé de centraliser les renseignements utiles et de les faire connaître à toutes les institutions du pays (1).

Ce comité pourrait être chargé, par suite, de dresser des programmes d'études pour les maîtres et les élèves, après consultation préalable des diverses écoles;

6° Enfin que des inspecteurs spéciaux, pris dans le sein de ce comité, soient chargés de veiller à l'exécution des divers points du programme que nous venons de tracer.

Malheureusement nous n'en sommes pas encore là, en France.

En ce qui concerne le recrutement des maîtres, nous avons entendu quelques personnes soutenir qu'il n'était même pas nécessaire d'exiger d'eux un simple brevet élémentaire. Et, cependant, on peut se rendre compte, par la lecture de ce qui précède, des connaissances variées et des aptitudes diverses que l'on doit trouver chez un bon maître.

Quant aux œuvres de nos devanciers, pleines d'observations précieuses et qui pourraient tant de fois éviter des tâtonnements ou des erreurs, il est peu d'institutions qui en possèdent une collection suffisante. La possèderaient-ils, encore faudrait-il, par une réglementation spéciale, inciter les maîtres à y chercher des renseignements et leur en laisser le temps.

Les résultats obtenus et les expériences faites dans les diverses écoles ne parviennent que très incomplètement aux intéressés par l'intermédiaire des revues spéciales. Le mieux serait d'envoyer périodiquement des maîtres exercés faire un stage plus ou moins long dans les institutions qui pas-

(1) Voir la proposition de M. Marguerie au Congrès de Paris 1886.

sent pour être les meilleures. Et certainement les directeurs de celles-ci ne s'y opposeraient pas.

Au retour de ces missions, ces maîtres devraient être chargés de publier des rapports et, qui mieux est, de faire des conférences, avec démonstrations pratiques, sur les observations qu'il leur aurait été donné de faire.

Quant au rôle du comité supérieur, qui reste à créer, et des inspecteurs spéciaux, il a été défini avec clarté et précision dans le congrès qui s'est tenu à l'Institution nationale de Paris, en août 1886, sous le patronage de M. le Ministre de l'Intérieur.

Si l'enseignement des sourds-muets en France avait été depuis longtemps établi sur ces bases, on n'aurait pas vu se produire une si longue hésitation pour l'adoption de la méthode orale et nous n'aurions pas été devancés par les pays voisins. Espérons que nous verrons la réforme se compléter dans le sens indiqué ici et qui d'ailleurs ne nous est pas exclusivement personnel.

Ce concours d'informations et de travaux permettrait aux autorités compétentes de se prononcer en connaissance de cause sur l'opportunité qu'il y aurait, par exemple, à favoriser la sélection des élèves et à créer des écoles de divers degrés ; à étendre le régime de l'externat plutôt que de l'internat ; à instituer des maisons spéciales de secours pour les sourds-muets idiots, comme il en existe à l'étranger ; etc. etc.

Il serait procédé d'une façon analogue pour l'amélioration et le développement de l'enseignement professionnel.

Ainsi mieux outillées pour la mise en valeur intellectuelle et professionnelle du sourd-muet, nos écoles spéciales verraient diminuer considérablement le nombre de leurs élèves quittant l'institution encore mal armés pour la lutte contre les misères de la vie ; et la tâche des sociétés d'assistance ou de secours mutuels qui s'occupent d'eux serait singulièrement amoindrie.

La plus ancienne des sociétés de prévoyance pour les sourds-muets, en France, est celle qui fut fondée en 1850 sous la présidence de M. Dufaure et qui est connue sous le titre de *Société centrale d'éducation et d'assistance pour les sourds-muets en France. La Revue internationale* a publié à diverses reprises des comptes rendus des réunions de cette société (1). Elle poursuit aujourd'hui la création, à Paris, d'un établissement d'assistance pour les sourds-muets adultes sans travail ou infirmes : dans ce dispensaire-ouvroir, les sourds-muets dont l'indigence sera démontrée recevront les premiers secours sous forme de vêtements, nourriture ou pansements, puis on s'efforcera de leur procurer du travail. Au besoin, aussitôt que les ressources de la *Société* le permettront, des ateliers y seront organisés où les aptitudes des sourds-muets travailleurs seront utilisées en attendant qu'un emploi ait été trouvé pour eux. Mais, pour mener à bonne fin ce projet, le concours de la Municipalité de Paris est nécessaire; des démarches ont été faites par la *Société* pour l'obtenir et, si nos renseignements sont exacts, ce concours ne tardera pas à lui être accordé.

Une organisation de ce genre, réduite évidemment en proportion des besoins, devrait exister auprès de chaque école régionale et ceux à qui incombe le soin — disons même le devoir — de la créer, de la soutenir et de la rendre utile par une intelligente administration sont naturellement les membres des commissions de surveillance de ces écoles.

En dehors de la *Société d'assistance*, presque entièrement composée d'entendants-parlants, il existe diverses associations de sourds-muets; et, d'abord l'*Association amicale des sourds-muets* — société fondée en 1838 par feu Ferdinand Berthier sous le nom de *Société centrale;* elle fut ensuite dénommée *Société universelle des sourds-muets* — qui vient d'organiser à Paris un congrès où se sont rendus plus de deux cents sourds-muets venus des pays les plus divers et les plus éloignés. C'est, avant tout, une Société de moralisation et d'instruction. Elle a pour but :

1° De s'occuper de l'amélioration du sort des sourds-muets ;

(1) V. particulièrement le n° du 1er Août 1887.

2° De rassembler les documents concernant leur histoire et leur éducation ;

3° De les éclairer sur leurs droits et leurs devoirs de citoyens et de les guider dans les affaires de la vie ;

4° De faire connaître et de récompenser les travaux et les actes méritoires des sourds-muets des deux sexes ;

5° De venir en aide par des prêts ou des allocations gracieuses à ceux de ses membres que des revers de fortune ou le chômage mettraient dans une situation précaire ;

6° De perpétuer la mémoire de l'abbé de l'Épée.

Nous connaissons encore la *Société d'appui fraternel des sourds-muets de France*, fondée en 1880, par M. J. Cochefer, un sourd-muet d'élite, dessinateur en chef dans une grande maison d'ameublement, à Paris.

Cette Société a pour but :

1° De délibérer sur les intérêts des sourds-muets en général et d'améliorer leur sort.

2° De procurer à ses membres une honorable indépendance en leur faisant chercher dans des habitudes d'ordre, d'économie et de prévoyance les ressources dont ils peuvent avoir besoin lorsque des accidents et la vieillesse les privent des moyens d'existence qu'ils trouveraient dans leur travail ;

3° De créer une caisse de retraite pour la vieillesse.

Fondée avec un capital de 10 francs, elle atteindra au mois de mai prochain, un capital de 11,500 francs.

Elle a trois succursales :

Bordeaux, Marseille, Luçon (Vendée).

C'est la seule Société de secours mutuels entre sourds-muets existant en France.

Cotisation annuelle : 12 francs.

La *Ligue pour l'Union amicale des sourds-muets*, fondée en 1886, a pour but :

D'unir tous les sourds-muets sans distinction de profession et de religion en un seul faisceau et en un seul groupe compact, pour qu'ils ne vivent pas isolément et surtout d'unifier les banquets multiples qu'ils donnent séparément chaque année en différentes circonstances.

Ces diverses Sociétés sont à même de rendre de réels services aux sourds-muets indigents ou incapables de travailler, mais elles en rendraient bien plus encore s'il y avait un peu plus d'entente entre elles, plus de « pénétration réciproque », pour nous servir d'un mot qui a fait fortune récemment.

Mais quand un sourd-muet se trouve dans l'embarras pour poursuivre une affaire quelque peu longue, telle qu'un procès, une revendication, une liquidation après décès, il trouve rarement dans ces diverses sociétés une personne pouvant disposer de son temps pour lui servir de conseil dans tout le cours de l'affaire ; nous disons *conseil* et non pas *interprète;* l'interprète est choisi par le juge, par le notaire, il doit rester neutre entre les parties, le conseil au contraire soutiendrait les intérêts du sourd-muet et devrait faire pour le mieux. — Actuellement le sourd-muet à qui il survient une affaire qui durera peut-être des semaines et des mois s'adresse à un autre sourd-muet plus instruit, plus intelligent qui souvent lui fait obtenir gain de cause ; mais que de démarches, que de sollicitations ne faut-il pas à celui qui ne fait partie d'aucune société pour trouver un homme qui lui consacre son temps et parfois son argent.

A l'étranger les sociétés de secours mutuels entre sourds-muets sont très répandues ; presque toutes les grandes villes d'Amérique en possèdent une.

En résumé, l'organisation de la tutelle des sourds-muets — tutelle morale et matérielle — laisse encore en souffrance une foule de *desiderata* sur lesquels nous nous permettons d'attirer l'attention de tous les gens de cœur qui ont autorité pour en amener la réalisation.

L. Goguillot.

TABLE

Tours, imp. Deslis Frères, rue Gambetta, 6.

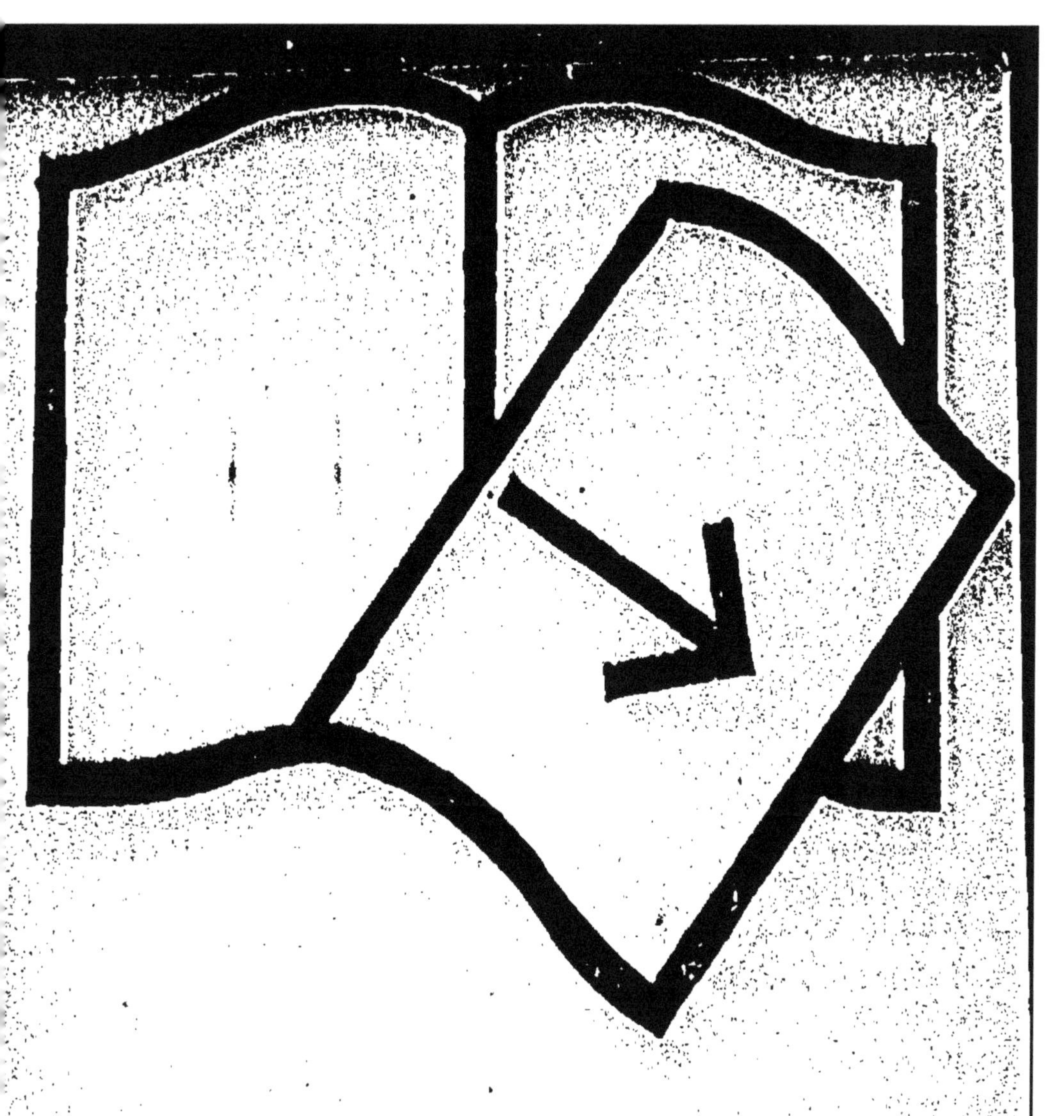

Documents manquants (pages, cahiers...)

NF Z 43-120-13

www.ingramcontent.com/pod-product-compliance
Ingram Content Group UK Ltd.
Pitfield, Milton Keynes, MK11 3LW, UK
UKHW012243240726
13966UKWH00004B/1271